主编 谭丽萍 田凤美 赵敏艳

输液导管居家护理问与答？

苏州大学出版社
Soochow University Press

图书在版编目（CIP）数据

输液导管居家护理问与答 / 谭丽萍，田凤美，赵敏艳主编． -- 苏州：苏州大学出版社，2024.9. -- ISBN 978-7-5672-4880-9

Ⅰ．R457.2；R473.5

中国国家版本馆 CIP 数据核字第 202413KM20 号

Shuye Daoguan Jujia Huli Wen Yu Da

| 书　　　名：输液导管居家护理问与答
| 主　　　编：谭丽萍　田凤美　赵敏艳
| 责任编辑：赵晓嬿
| 装帧设计：吴　钰
| 出版发行：苏州大学出版社（Soochow University Press）
| 社　　　址：苏州市十梓街 1 号　邮编：215006
| 印　　　刷：苏州市古得堡数码印刷有限公司
| 邮购热线：0512-67480030
| 销售热线：0512-67481020
| 开　　　本：710 mm×1 000 mm　1/16　印张：9.25　字数：146 千字
| 版　　　次：2024 年 9 月第 1 版
| 印　　　次：2024 年 9 月第 1 次印刷
| 书　　　号：ISBN 978-7-5672-4880-9
| 定　　　价：42.00 元

若有印装错误，本社负责调换
苏州大学出版社营销部　电话：0512-67481020
苏州大学出版社网址　http://www.sudapress.com
苏州大学出版社邮箱　sdcbs@suda.edu.cn

本书编写组

主　审　施晓松

主　编　谭丽萍　田凤美　赵敏艳

副主编　黄　慧　徐兰英　冯月珍　赵晓芸

编　者　吴　英　朱雅文　李文文　马曙明　戴琦琦
　　　　　高文君　陈丽佳　汪佳佳　吴伶慧　朱　艳
　　　　　赵丽爽

绘　图　袁悦靓

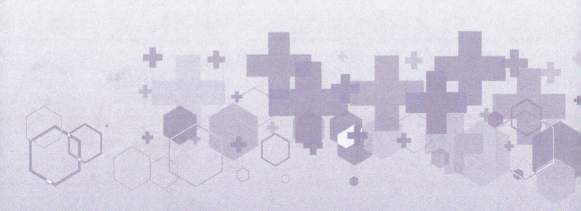

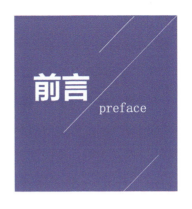

前言 preface

经外周静脉穿刺的中心静脉导管（PICC）和完全植入式静脉输液港（简称输液港）作为目前临床上最为常见的长期静脉输液通路，适用于需要长期、反复输液给药治疗的患者。因患者需要长期携管治疗，其居家护理安全性问题受到了我国乃至全球医疗专业人士的广泛关注。如何进一步有效保障患者静脉治疗安全，尤其是全面落实保障居家携管患者的护理安全，是医护人员普遍面临的主要问题。作为医学科普的主力军，医护人员有必要普及相关知识，以提高公众对该技术的认识和理解水平。

《输液导管居家护理问与答》一书着重强调输液导管居家护理问题，以患者知识需求为视角，用问答的形式呈现，旨在为广大护理工作者、患者及其家属提供一本全面、实用的参考资料。全书共分为静脉输液患者居家护理基础知识篇、PICC居家护理篇、输液港居家护理篇三个部分，内容分别从认识静脉输液与输液安全、输液工具的选择、居家护理体系与安全的基础知识问题，到PICC的居家维护、PICC携带者的日常生活护理、PICC并发症居家管理的专科护理问题，再到输液港的居家维护、输液港携带者的日常生活护理、输液港并发症居家管理的专科护理问题，最后拓展延伸介绍新型输液工具——动脉港的专科护理问题。全书内容翔实，图文并茂，使读者更直观地理解复杂的静脉治疗医学概念和治疗护理技术，更深入地了解居家护理体系与安全的相关内容、PICC和输液港居家维护、日常生活护理注意事项及导管相关并发症的居家管理方面的知识，从而提高居家护理质量，深层次保障携PICC和输液港患者的安全。

在编写本书的过程中，我们特别注重以下几个方面：

1. 知识性：详细介绍静脉输液与输液安全的相关知识、PICC 和输液港置入与携带过程中的护理知识、PICC 和输液港常见相关并发症的预防与处理的相关内容等，汇聚了当前静脉输液治疗领域的最新指南、新标准、新技术、新方法、新观念等，确保读者能够科学地认识这一治疗手段与工具。

2. 实用性：提供详尽的携 PICC 和输液港患者居家维护方法、日常生活护理的注意事项、常见问题的处理及常见并发症的预防与处理等。

3. 安全性：强调携 PICC 和输液港患者居家护理中的安全措施，帮助读者识别和规避潜在的风险。

4. 可读性：采用通俗易懂的语言，关键部分图文并茂利于理解和掌握，一问一答的方式便于查找，使专业知识更加易懂。

本书由医院不同专业领域的专家参与讨论、编写、审改、校订及反复提炼而成。尤其是为本书建言献策的、来自介入影像科、药剂科等科室的临床医疗专家，对书中涉及的专业领域内容，从不同视角给予了认真的审查与修订。衷心感谢为本书编写、出版做出贡献的所有人员，以及苏州大学出版社的关心与支持。

由衷地希望本书能成为您在探索静脉治疗过程中的良师益友，同时期许本书能够为您的健康保驾护航。由于时间仓促和编写人员水平所限，书中如有不妥之处，敬请广大读者斧正！

2024 年 8 月

目录 / contents

第一部分 静脉输液患者居家护理基础知识篇

一、认识静脉输液与输液安全 ······ 003

- 01 什么是静脉输液治疗？ ······ 003
- 02 静脉输液治疗的目的是什么？ ······ 003
- 03 静脉输液治疗有什么优点？ ······ 003
- 04 静脉输液治疗有什么缺点？ ······ 004
- 05 静脉输液治疗根据疗程如何分类？ ······ 004
- 06 一般什么时候需要静脉输液治疗呢？ ······ 004
- 07 静脉输液是最好的用药方式吗？ ······ 005
- 08 当出现疾病症状时，静脉输液治疗是不是能使疾病好得更快？ ······ 006
- 09 "如果住院不输液，医保就不能报销"，这种说法正确吗？ ······ 006
- 10 住院不输液是代表自己没有得到有效的治疗吗？ ······ 006
- 11 "输液可以预防中风"，这种说法正确吗？ ······ 007
- 12 输液可以更好地消炎吗？ ······ 007
- 13 输液可以补充营养、增强免疫力吗？ ······ 007
- 14 "孩子服药麻烦，还不如直接输液"，这种说法正确吗？ ······ 007
- 15 输液时，血管被穿刺损伤后可以再生吗？ ······ 008
- 16 如需长期反复静脉输液，该如何保护静脉血管呢？ ······ 008
- 17 长期输液导致两只手臂已经很难找到血管，能不能在脚上输液？ ······ 009

18 "输注中药比西药温和，副作用也小"，这种说法有道理吗？ ………… 009
19 输液时发现输液器里面有空气了，会有危险吗？ ……………………… 009
20 护士没有及时更换补液，空气会进到血管里吗？ …………………… 010
21 为什么护士提醒不能自己调节输液的速度呢？ ……………………… 011
22 有些患者在一个通路上输注两瓶盐水，是所有患者都可以这样输注吗？ …… 011
23 什么是输液不良反应？出现什么症状表明发生了输液不良反应？ ……… 011
24 输液过程中如出现急性肺水肿的表现应该怎么办？ ………………… 012

二、输液工具的选择 ……………………………………………… 012

01 目前临床使用的输液工具都有哪些？每种工具都有什么优缺点？ ……… 012
02 各种输液工具的价格是多少？都参保吗？ …………………………… 021
03 如何选择适合自己的静脉输液通路？ ………………………………… 021
04 什么是 PICC？ …………………………………………………………… 021
05 什么是输液港？ ………………………………………………………… 022
06 PICC 和输液港有什么区别？该如何选择？ …………………………… 022
07 PICC 置入后是什么样子的？ …………………………………………… 023
08 输液港植入后是什么样子的？ ………………………………………… 024
09 PICC 置管在身体的什么部位穿刺？ …………………………………… 024
10 PICC 有的是蓝色的，有的是紫色的，有什么区别？ ………………… 025
11 PICC 有哪些种类可以选择？ …………………………………………… 025
12 PICC 的日常维护要求是什么？ ………………………………………… 027
13 在不同的医院更换的 PICC 末端接头不一样，有区别吗？ …………… 028
14 PICC 维护时使用的冲封管液是什么？ ………………………………… 029
15 为什么建议 PICC 放在右侧上臂的肘上位置？ ………………………… 029
16 PICC 置管前需要做哪些准备？ ………………………………………… 029
17 PICC 置管时会痛吗？ …………………………………………………… 029
18 PICC 置管过程中患者需要如何配合？ ………………………………… 030
19 PICC 置管过程中可能会出现哪些风险？ ……………………………… 030
20 PICC 置管时为什么会出现送管困难的情况？ ………………………… 030
21 PICC 置管过程中为什么会发生导管移位的问题？ …………………… 031
22 PICC 置管是在 B 超下进行的，为什么置管后还需要进行 X 线检查？ …… 031

23	所有人都可以置入 PICC 吗？	031
24	PICC 能用于儿童（新生儿）输液吗？	032
25	PICC 可以从下肢静脉置入吗？	032
26	置入 PICC 后，做造影检查时可以从管内注入造影剂吗？	032
27	PICC 带管期间可以输血吗？	033
28	PICC 什么时候能拔管？	033
29	同样用于长期输液，输液港价格较 PICC 高，为什么要选择输液港？	033
30	输液港对比其他输液工具有哪些优势？	033
31	输液港有哪些缺点？	034
32	输液港的结构是怎样的？	035
33	输液港有哪些种类？	036
34	输液港有大小区分吗？	036
35	输液港埋置在体内，如何区分其是不是耐高压型输液港？	037
36	哪些患者适合植入输液港？	037
37	乳腺切除术后可以植入输液港吗？	037
38	哪些患者不适合植入输液港？	038
39	儿童是否适合植入输液港？	039
40	儿童选择输液港治疗有哪些优势？	039
41	上腔静脉压迫综合征患者可以放置输液港吗？	040
42	输液港常见置港部位有哪些？	040
43	为什么有些患者的输液港是放在手臂上的？	041
44	如何选择输液港使用的无损伤针？所有港体都通用吗？	041
45	输液港植入前需要评估哪些内容？	043
46	植入输液港的手术需要多长时间？会进行麻醉吗？	044
47	输液港植入前，患者需要做哪些准备？	044
48	放置手臂输液港的患者要做什么准备？植入手术对人体有伤害吗？	044
49	对输液港置管人员资质、置管环境有具体要求吗？	045
50	输液港植入术后，需要关注哪些注意事项？	045
51	身体内放了输液港，对做核磁共振有影响吗？	045
52	输液港植入术后的手术切口大概多久能恢复？何时可以换药及拆线？	046

53	输液港植入术后会出现哪些并发症？	046
54	输液港可以行增强CT造影剂等高压注射吗？	047
55	化疗结束后能立刻取出输液港吗？	048
56	输液港能留置多久？	048
57	输液港什么时候需要取出？	049
58	输液港可以终身留用吗？	050
59	取出输液港的具体流程包括哪些？	050
60	输液港取出后还可以再植入吗？	050
61	PICC/输液港管子那么长，放在身体里会不会痛啊？	050

三、居家护理体系与安全 …… 051

01	什么叫居家护理？	051
02	居家护理体系都有哪些？	051
03	医院护士能上门进行换药护理或者输液导管维护吗？	052
04	什么叫"互联网+护理服务"？	052
05	我国"互联网+护理服务"模式都有哪些？	052
06	"互联网+护理服务"的主要服务人群有哪些？	054
07	对"互联网+护理服务"的机构有什么要求吗？	054
08	对从事"互联网+护理服务"的护理人员有哪些资质要求？	054
09	"互联网+护理服务"的护理人员是如何进行管理的？	055
10	"互联网+护理服务"的主要试点服务项目有哪些？	055
11	《"互联网+护理服务"试点工作实施方案》中患者及家属有哪些义务？	055
12	执行居家静脉导管维护等"互联网+护理服务"时的环境应符合哪些要求？	056
13	家属可以代替患者本人预约服务吗？	056
14	居家护理服务中会存在哪些常见护理安全问题？	056
15	应如何管理"互联网+护理服务"中的医疗废弃物？	056

第二部分 PICC 居家护理篇

一、PICC 的居家维护 …… 061

| 01 | PICC 带管回家时，护士指导说需要到专业机构进行定期维护是指什么？ | 061 |

02	准备去医疗机构进行PICC维护，需要带些什么？	061
03	如果不能按时去医院维护，PICC超期维护会有什么后果？	062
04	PICC能否用于增强CT造影剂的注射？	062
05	为什么PICC维护时几乎都是使用透明敷料固定？	062
06	可以在PICC置管的同侧手臂抽血吗？	063
07	若静脉条件不好，可以从PICC采血吗？	063
08	PICC带管居家期间，如何自行观察导管有没有问题？	063
09	PICC置入后可以在其他医疗机构使用吗？	064
10	什么时候才能拔除PICC呢？	064
11	PICC到期了可以继续使用吗？	064
12	拔除PICC需要去医院吗？	065
13	PICC拔管后回家需要注意什么？	065

二、PICC携带者的日常生活护理 …… 065

01	PICC带管回家后，在日常生活中需要注意什么？	065
02	PICC带管居家生活对饮食有要求吗？	066
03	PICC带管期间可以骑车或开车吗？	067
04	PICC带管期间可以坐飞机吗？	067
05	手臂上留置了PICC，可以打球吗？	067
06	手臂上留置了PICC，可以抱小孩吗？	067
07	手臂上留置了PICC，锻炼身体时可以做引体向上吗？	067
08	手臂上留置了PICC，锻炼身体时可以托举哑铃吗？	067
09	留置PICC期间可以游泳吗？	067
10	留置PICC的手臂可以测血压吗？	068
11	PICC带管居家期间，护士让注意观察置管侧臂围，应如何测量？	068
12	PICC带管回家后，置管的手臂可以做哪些功能锻炼？	068
13	手臂上留置了PICC，穿脱衣服不方便怎么办？	070
14	PICC带管期间能洗澡吗？	071
15	PICC置管侧手臂不太敢活动，若活动需要注意什么？	071
16	为什么PICC置管侧肢体不能提重物？居家时要注意什么？	072
17	PICC带管居家期间，能做家务吗？	072

18　PICC 带管期间，可以侧卧睡吗？ ……………………………………… 073

三、PICC 并发症的居家管理 ………………………………………… 073

01　PICC 带管的日常生活中出现哪些情况，需要立即去医院处理？ …… 073
02　PICC 带管居家期间，需要关注哪些方面的问题？ ………………… 073
03　带管回家后发现 PICC 接头松动/脱落怎么处理？能将脱落的接头重新连接吗？
　　………………………………………………………………………… 074
04　带管回家后发现 PICC 滑脱出来一些，能否自行将导管送入体内？ … 075
05　PICC 带管回家后突然发现导管滑脱出来了，该怎么办？ ………… 076
06　穿衣服时不小心把 PICC 拉出来一部分，该怎么办？ ……………… 076
07　带管回家后发现 PICC 内有回血，应该怎样处理？ ………………… 077
08　PICC 带管回家后该如何预防导管内回血？ ………………………… 077
09　PICC 带管居家期间，怎样才能预防导管在体内不发生移位？移位原因有哪些？
　　………………………………………………………………………… 077
10　PICC 带管回家后突然发现导管周围贴膜松了，该怎么办？ ……… 078
11　带管回家后感觉 PICC 穿刺的地方有点痛，是怎么回事？ ………… 078
12　PICC 带管居家期间，突然感觉导管周围皮肤瘙痒，是怎么回事？ … 078
13　发现 PICC 透明敷料周围出现散在的小水疱，该怎么办？ ………… 079
14　带管居家期间，感觉固定 PICC 的敷料下皮肤发痒发红，这是什么原因？该怎么办？
　　………………………………………………………………………… 079
15　若平时对透明敷料有过敏现象，在 PICC 维护时有没有办法避免呢？ … 080
16　为什么固定 PICC 不选择透气性好的纱布敷料？ …………………… 081
17　可以选择新型葡萄糖酸氯己定抗菌透明敷料固定 PICC 吗？ ……… 081
18　PICC 置管后发现导管穿刺点部位会有液体流出来，这是什么原因导致的？该怎么办？
　　………………………………………………………………………… 082
19　PICC 置管后发现穿刺点发生了渗液的情况，需要经常来医院换药，有什么好的解决办法吗？
　　………………………………………………………………………… 082
20　居家期间发现 PICC 体外断裂，该怎么办？ ………………………… 083
21　PICC 体内断裂时应该怎么处理？ …………………………………… 083
22　PICC 置管不久回家后发现穿刺处有点出血，但血液凝固成痂、贴膜无松动，可以等到维护时再去医院吗？ …………………………………… 083

23 回家后发现 PICC 接头脱落，若再接上去会有什么影响吗？ …………… 083
24 若凝血功能有障碍，PICC 带管期间需要注意什么？ …………… 084
25 PICC 置管后发现穿刺点有出血的情况，该如何处理？ …………… 084
26 PICC 置管后，为什么要用绷带加压包裹？什么时候能拆除绷带？ …………… 085
27 PICC 带管居家期间该如何预防导管断裂？ …………… 085
28 PICC 带管回家后，感觉置管的胳膊有些酸痛，渐渐延伸至肩膀并伴有肿胀是怎么回事？ …………… 086
29 放置 PICC 一段时间后老是出现肩膀酸痛，这与导管有关系吗？ …………… 087
30 PICC 置管侧肢体肿胀，诊断为静脉血栓，该怎么办？导管是否可以继续使用？ …………… 087
31 PICC 带管居家期间，如何预防导管相关性血栓的发生？ …………… 088
32 为什么置入 PICC 后，要做抓握运动？ …………… 089
33 PICC 置管周围皮肤红肿、疼痛，局部皮肤温度升高，有黄色分泌物是怎么回事？ …………… 089
34 PICC 穿刺点感染了，应该怎么处理？ …………… 090
35 带管居家者应如何预防 PICC 局部感染？ …………… 090
36 置管后一直觉得心脏不舒服，是不是 PICC 的问题？应该怎么办？ …………… 090
37 之前的 PICC 因为感染拔掉了，再放导管的话感染风险是不是很大？ …………… 091
38 PICC 会在体内活动吗？如果导管位置发生了移动会怎么样？导管还能继续使用吗？ …………… 092
39 因为上肢有 PICC 置管禁忌证，PICC 置于下肢，带管回家后需要注意什么？ …………… 094
40 若有房颤病史，PICC 带管期间需要注意什么？ …………… 094
41 若安装了心脏起搏器，PICC 带管期间需要注意什么？ …………… 094
42 洗澡时万一敷料进水了，应该怎么办？ …………… 094
43 今天置管结束就回家了，现在手臂出现麻木感，这要紧吗？需要怎么处理？ …………… 095
44 带管侧手臂肿了，摸上去有疼痛感，是不是与吹空调有关？ …………… 095
45 是否可以直接从 PICC 内抽血？会引起堵管吗？ …………… 095
46 居家期间发现导管外露部分有破损，应该怎么办？ …………… 095

  47 居家期间如何才能避免导管滑脱？ ………………………………… 095

  48 置管后回家整只手感觉有点肿胀，应该怎么办？ ……………… 096

第三部分 输液港居家护理篇

一、输液港的居家维护 ………………………………………………… 099

  01 出院回家后可以自己进行输液港维护或者在其他机构维护吗？ … 099

  02 去医院进行输液港维护，需要带些什么？ ……………………… 099

  03 输液港不使用期间应该多久维护一次？ ………………………… 100

  04 输液港延期维护会有什么后果？ ………………………………… 100

  05 输液港植入后手术切口大概多久能恢复？伤口何时可以换药及拆线？ … 100

  06 每次穿刺维护输液港时感觉害怕、疼痛怎么办？ ……………… 100

  07 出院回家后复查时可以从输液港采血吗？ ……………………… 101

  08 治疗结束了，输液港能取出来吗？ ……………………………… 101

  09 治疗结束了，医生说可以把输液港取出，有什么需要注意的吗？ … 102

  10 治疗结束后取出输液港的过程会很痛吗？ ……………………… 102

  11 输液港每次使用时无损伤针呈背向摆放，但是敷料易松动卷边，维护时可以请护士将无损伤针正向摆放吗？ ……………………………………… 102

  12 输液港维护时如何选择消毒剂？ ………………………………… 103

二、输液港携带者的日常生活护理 …………………………………… 103

  01 输液港留置期间，日常生活中需要注意哪些问题？ …………… 103

  02 输液港留置期间，居家时如何进行自我观察？ ………………… 104

  03 输液港留置期间，在穿脱衣方面有需要注意的吗？ …………… 104

  04 输液港留置期间能洗澡吗？ ……………………………………… 105

  05 输液港留置期间可以侧睡吗？ …………………………………… 105

  06 若安装了心脏起搏器，输液港留置期间需要注意什么？ ……… 105

  07 手臂输液港植入后，日常生活中应如何进行功能锻炼？ ……… 105

  08 手臂输液港植入后，日常可以进行骑车、打球之类的活动吗？ … 105

三、输液港并发症的居家管理 ………………………………………… 106

  01 输液港刚刚装好，晚上伤口会不会疼？手可以正常摆放吗？ … 106

02 冲管维护时回抽血困难，但推注正常或有轻微阻力，输液港还能继续使用吗？ 106

03 维护期间输液港没有回血应如何处理？ 107

04 刚植入输液港，回家后伤口红肿、有明显的疼痛感并伴有发烧，是什么原因？ 107

05 为什么相比居家，住院的时候输液港更容易发生感染？ 108

06 输液港拔针回家后，敷料多久可去除？敷料去除后针孔处会不会感染？ 108

07 为什么植入输液港一侧的胸壁会有发紧的感觉？ 108

08 植入输液港的一侧肩颈部总有疼痛不适，该怎么办？ 108

09 居家期间怎样判断输液港注射座有没有发生翻转？ 109

10 携带输液港出院回家后出现什么情况是不正常的？ 109

11 输液港凸起的地方怎么有点发红？需要去医院看看吗？ 110

12 平时正常活动时输液港会移位吗？ 110

13 植入输液港后出现哪些症状需要引起注意和警惕？ 111

14 体位变化时，输液港的位置会变吗？会影响输液港的功能吗？ 111

15 植入输液港后为什么会发生血栓呢？ 111

16 居家期间发现输液港处的皮肤破了，好像都能看到埋在里面的输液港了，这是怎么回事？ 112

17 为什么最近几次用输液港输液都会发烧？ 113

18 通过输液港采血会影响验血结果和导管功能吗？ 113

19 输液结束回家后发现输液港周围皮肤水肿，触碰时感到疼痛，该怎么办？ 113

20 使用输液港化疗时，化疗药物会漏到皮肤里吗？ 114

21 通过输液港输液时化疗药物外渗了，该怎么办？ 114

22 输液港在体内是否会翻转？ 114

23 感觉输液港摸起来好像和刚开始的时候不一样了，应该怎么办？ 115

24 白天在医院输液，回家后发现输液港穿刺点渗血，是什么原因？ 115

25 化疗输注结束准备回家，护士叮嘱居家也要继续多喝水、多活动，为什么？ 116

26 门诊输液时发现输液速度减慢，自己调整体位后就正常了，回家后发现输液港无损伤针有回血，是怎么回事？ 116

27　维护输液港抽回血时回血断断续续，但推注生理盐水时导管通畅。回家后发现输液港切口处鼓起，从平卧坐起后鼓起的地方又平坦了，是怎么回事？ ……………… 116

　　28　在社区医院进行输液港维护时，护士向港座内注射液体时皮下有渗出并伴疼痛，胸部 X 线检查提示输液港导管末端在右心房的位置，该怎么办？ ……………… 117

　　29　皮肤对医用黏胶过敏，可以使用普通的敷料覆盖输液港穿刺点吗？ ……… 117

　　30　需要定期去医院做增强 CT 检查，可以从输液港注射造影剂吗？ ………… 118

　　31　体内放置了输液港，做核磁共振会对其有影响吗？ ……………………… 118

　　32　为什么植入手臂输液港后需要进行抓握运动？ ………………………… 118

　　33　植入手臂输液港回家后，感觉置管的胳膊有些酸痛，渐渐延伸至肩膀并伴有肿胀，这是怎么回事？ ……………………………………………………………… 118

四、了解新型输液工具——动脉港 ……………………………………………… 119

　　01　动脉港是什么？ ……………………………………………………………… 119

　　02　动脉港在下次入院时可以正常使用吗？ …………………………………… 119

　　03　如何维护动脉港？ …………………………………………………………… 119

　　04　什么情况下可以拆除动脉港？ ……………………………………………… 119

　　05　动脉港拆除术大概的步骤有哪些？ ………………………………………… 120

　　06　动脉港植入期间会发生导管移位吗？如何预防和处理？ ………………… 120

　　07　动脉港未及时维护会堵管吗？如何预防和处理？ ………………………… 120

　　08　将动脉港植入肝动脉内对肝动脉会有损害吗？如何预防和处理？ ……… 121

　　09　动脉港植入后穿刺处会出现血肿吗？如何预防和处理？ ………………… 121

　　10　为什么动脉港植入后切口愈合不佳？ ……………………………………… 121

　　11　植入动脉港后为什么会出现感染？如何预防和处理？ …………………… 122

　　12　为什么会出现动脉港港体翻转的现象？如何预防和处理？ ……………… 122

　　13　动脉港植入后应注意哪些问题？ …………………………………………… 122

附录　江苏省"互联网+护理服务"试点服务项目名录 ……………………………… 123

参考文献 ………………………………………………………………………………… 130

第一部分 「静脉输液患者居家护理基础知识篇

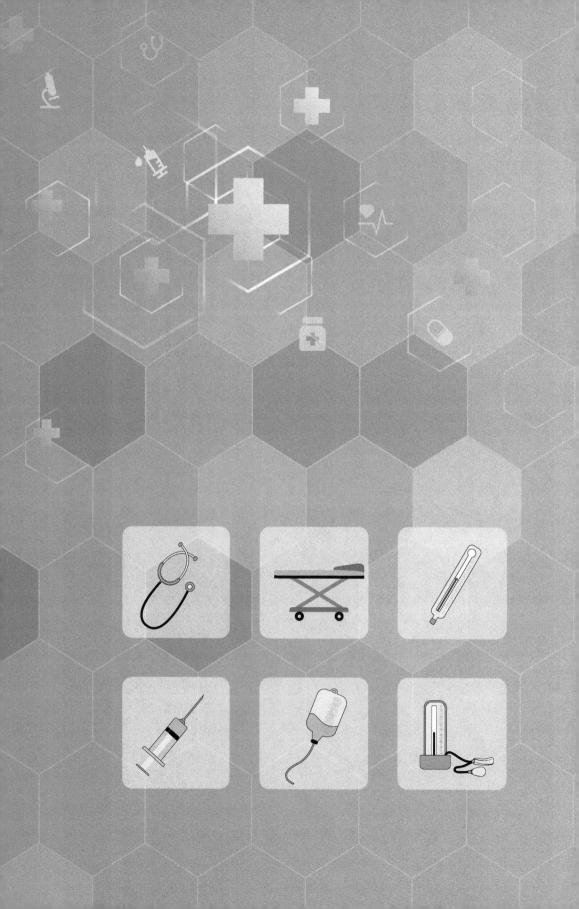

一、认识静脉输液与输液安全

01 什么是静脉输液治疗？

静脉输液治疗是指通过静脉途径注入液体（包括药物）进行营养支持、输血或治疗，是治疗患者和临床抢救的重要措施之一，也是一种具有高度技术性和专业性的治疗方法，包括静脉注射、静脉输液和静脉输血等。

02 静脉输液治疗的目的是什么？

静脉输液治疗的主要目的有：

（1）补充水和电解质，调节酸碱平衡。

（2）补充营养，供给热量，促进组织修复，获得正氮平衡。

（3）输注药物，治疗疾病。

（4）补充血容量，改善微循环，维持血压。

03 静脉输液治疗有什么优点？

静脉输液治疗的主要优点概括为：

（1）起效快，液体（包括药物）等可经血液循环迅速到达全身，为抢救患者争取宝贵的时间。

（2）不能经口进食的患者，可通过静脉给予营养物质等；对肌内、皮下注射有刺激的药物也可经静脉给予。

（3）一些药物口服生物利用度低，静脉给药更容易达到治疗效果。

（4）通过控制给药速度，可精确计算药物剂量，保持相对稳定的血药浓度，达到最佳的给药效果。

04 静脉输液治疗有什么缺点？

静脉输液治疗的主要缺点概括为：

（1）静脉输液治疗为侵入性操作，穿刺时或治疗中可引起患者的疼痛感或不适，可能增加患者感染的机会。

（2）静脉输液治疗将药物直接输入血液，可造成一定的不良反应和并发症，如过敏反应、热源反应、局部刺激、急性心衰、肺水肿以及空气栓塞等。为避免发生相应风险，应遵医嘱合理使用静脉输液治疗。

（3）静脉输液治疗在一定程度上限制了患者的行动。

05 静脉输液治疗根据疗程如何分类？

根据静脉输液治疗时间的长短，其疗程被分为四类：

（1）一次性静脉输液：疗程<4天。

（2）短期静脉输液：4天≤疗程<2周。

（3）中期静脉输液：疗程为2~4周。

（4）长期静脉输液：疗程>4周。

06 一般什么时候需要静脉输液治疗呢？

通常来说，门诊轻症患者一般不需要静脉输液治疗；住院患者如无禁食、胃肠道吸收障碍的情况，仍推荐首选口服治疗。对于存在吞咽困难，严重吸收障碍，病情危急且发展迅速、需要药物快速起效等紧急情况，可采取静脉输液的方式开展治疗，挽救生命。

在国家卫生健康委和国家中医药局2023年5月发布的《关于开展全面提升医疗质量行动（2023—2025年）的通知》中，重点提到要加强门诊输液的质量管理，并把门、急诊工作质量作为考核科室和医务人员的重要内容。全国各地方卫生健康委在其发布的《关于加强基层医疗卫生机构静脉输液管理的通知》中明确指出了门、急诊无须静脉输液的常见病种，内科疾病如上呼吸道感染、急性支气管炎非重症者、高血压亚急症、浅表性胃炎、急性膀胱炎、无急性并发症的内分泌代谢性疾病等，外科疾病如轻症浅表感染、老年性骨关节炎、闭合性非手术治疗的四肢骨折、急性鼻炎、慢性鼻-鼻窦炎等。

在临床工作中，出现以下指征代表需要进行静脉输液治疗：

（1）烧伤、失血、休克等。

（2）各种原因引起的脱水：摄入不足，排出过多（严重呕吐、腹泻），代谢性或呼吸性酸中毒等。

（3）慢性消耗性疾病、各种原因须禁食、不能经口摄取食物、管饲不能得到足够营养等。

（4）输入药物以达到解毒、脱水利尿（颅高压、水肿）、维持血液渗透压、抗肿瘤等治疗目的。

（5）中重度感染需要经静脉给予抗菌药物。

（6）经口服或肌注给药不能吸收或治疗无效的疾病。

（7）各种原因所致不适合胃肠道给药者。

（8）因诊疗需要的其他特殊情况。

07 静脉输液是最好的用药方式吗？

静脉输液并不一定优于口服等其他用药方式。静脉输液起效快，这确实是它的一大特点，但是起效快并不代表效果一定比口服的好。静脉输液时所有的药物全部进入血液循环，因此它的生物利用度（药物被吸收进入人体循环的药量在总服用药量中的占比）为100%。其他用药方式如口服给药，生物利用度也能达到同一药物静脉输液血药浓度的90%以上甚至100%。

但也有一些口服药受胃肠道功能、制剂形式、吸收速率、肝脏的"首过效应"等影响，最终进入血液循环发挥药理作用的药量比静脉输液少。譬如，治疗肺炎支原体的药物阿奇霉素，口服给药的生物利用度约为38%，但仍是肺炎支原体感染的儿童患者的首选治疗手段，因为口服给药相比静脉输液安全性更高，不良反应也更少。又如，轻症腹泻患者完全可以通过口服补液的方式改善水、电解质代谢紊乱。对于排稀水样便的儿童，常用的蒙脱石散只能通过口服给药，使其黏附在损伤的肠壁，起到收敛、止泻的作用。外用药物如滴眼液，往往难以通过血-眼屏障进入全身循环中，但这并不妨碍其用于眼部疾病的专科治疗，局部作用既能满足本身治疗需求，又能避免全身性的药理作用，安全性优于静脉输液。

因此，需要严格把握静脉输液的用药指征。口服治疗、雾化治疗、换药、冲洗、引流等都是有效的治疗手段。医生会根据病情、用药目的、药物性质等多个方面综合确定，选择最适合患者的给药方法；患者则需要根据用药原则，科学认识和防范输液的风险。每种药物根据治疗目的和本身的化学性质均有相对应的用药方法，应根据医生的建议合理选择与使用。

08 当出现疾病症状时，静脉输液治疗是不是能使疾病好得更快？

该说法并不是正确的。很多患者认为静脉输液能提高身体的吸收速度，使药物起效快，所以在生病时要求进行输液。事实上，并不是所有的疾病都需要输液。一些自限性疾病如感冒，都有一定的自然病程，时间到了病情可能就缓解了，静脉输液并不能加快患者康复的进程。只有当患者出现高热、细菌感染等严重症状时，才需要由专科医生根据患者的病情、检查报告判断是否应进行输液。

09 "如果住院不输液，医保就不能报销"，这种说法正确吗？

该说法是错误的。缴纳了基本医疗保险的患者，在定点医疗机构只要符合入院标准，采用符合报销条件的治疗方式，不管是否使用静脉输液均可报销。

10 住院不输液是代表自己没有得到有效的治疗吗？

这种想法是完全错误的。有些住院患者可能认为，如果住院期间没有进行静脉输液，只使用了口服药或肌肉注射的药品，就没有得到有效治疗，从而误解医生不重视自己的病情。其实，医生会认真对待每一位患者，会在对患者病情进行专业的评估后再做出是否需要输液治疗的决策。

"输液可以预防中风",这种说法正确吗?

输液预防中风的说法并没有科学依据。很多老年患者认为输液可以预防心脑血管疾病的发生,觉得输液可以稀释血液,降低血液黏度,疏通血管,从而预防脑卒中(中风)、高血脂或者血栓的形成等。实际上,输液对于血管的疏通作用是短暂的,静脉输注的药物经过身体的吸收、代谢后会很快消失;相反,过度输液还可能增加心脑血管的负担,对于老年人而言,风险更大。所以,患者认为输液可以预防疾病的发生是没有科学依据的。

 输液可以更好地消炎吗?

很多患者认为只要有炎症就需要打点消炎药,恨不得"再来一瓶",这是非常错误的认知。静脉输液中常用的抗菌药物仅用于细菌引起的炎症,而且抗菌药物的用药原则是"能口服就不输液"。输液中滥用抗菌药物会导致细菌耐药性增加和"超级细菌"的产生,最后将导致无药可用。

 输液可以补充营养、增强免疫力吗?

临床上,只有当患者不能通过口服、经胃肠道吸收营养(如糖类、氨基酸、脂肪乳)时,医生才会选用静脉输液为其提供维持机体正常功能所需的营养。其他患者通过输液来补充营养是弊大于利的,将其当成提高免疫力的手段也是不可取的。在日常生活中,可以通过合理膳食、提高睡眠质量等提高机体免疫力。

 "孩子服药麻烦,还不如直接输液",这种说法正确吗?

这种说法明显是错误的。大多数儿童常见病,一般都不需要输液,而且如果盲目给儿童输液,还可能带来难以预料的风险。这是因为儿童免疫系统发育尚不完善,比成人更容易发生过敏。

15. 输液时，血管被穿刺损伤后可以再生吗？

血管是人体血液流通的通道，如果患者的血管只是受到轻微的损伤，如压迫、针扎等，其是可以通过毛细血管的再生修复的；如果患者血管损伤的程度比较严重，比如断裂、大范围破损等，一般就很难完全修复了。

16. 如需长期反复静脉输液，该如何保护静脉血管呢？

静脉输液是临床上一种重要的治疗手段，长期输液（疗程>4周）会对血管造成一定程度的损伤。对于长期输液患者，要保护好静脉血管。

（1）穿刺血管的预防保护。在经常穿刺的血管部位用热毛巾进行热敷，可使血管扩张、充盈；对穿刺过的血管部位可每天外涂少许多磺酸粘多糖软膏等（孕期或哺乳期不推荐，儿童使用应咨询医生）并轻轻按摩，可以起到抑制炎症、促进渗出液吸收的作用。

（2）配合护理人员有计划、合理地使用静脉工具。主动告知护理人员自身血管情况或近期自己已知的输注药物情况，为护理人员合理选择静脉工具提供参考。

（3）输液过程中感觉异常应及时告诉护士。输液中，如输注部位有疼痛等不适，不必勉强忍受，以避免因药物对局部刺激或渗出而引起并发症；如发现穿刺局部红肿、液体外渗，应及时告知护理人员做相应处理。

（4）应遵守护士告知的注意事项。例如，输液时减少肢体移动，不要随意调节滴速，拔针后不要马上热敷，以免加重局部渗血（如有需要可在6小时后用温热毛巾热敷）。

（5）拔针（钢针、留置针）后避免发生药液渗漏。输液完毕，要按护士的要求按压止血，避免搓揉，以免血液渗出在皮下形成青紫斑块。按压针眼的正确方法是：将棉签顺着血管方向按压，这样皮肤针眼和血管针眼均可被按压住，血液不会渗出血管外。为了避免拔针后出现渗血的情况，一定要注意拔针后的按压时间至少3分钟，持续按压至不出血为止；对于凝血较慢的患者还要再适当延长时间。

长期输液导致两只手臂已经很难找到血管,能不能在脚上输液?

长期输液时,即使双上肢置管困难也不推荐在下肢进行静脉输液,因为下肢静脉输液有很大的风险,弊大于利。美国静脉输液护理学会(INS)在最新的《输液治疗实践标准》中也指出,外周静脉输液的穿刺部位宜选择前臂静脉,成年人不建议在下肢穿刺输液。主要原因有:

(1)下肢静脉血液循环情况不如上肢且药物起效慢。由于重力作用以及下肢处于远心端的影响,下肢的静脉循环不如上肢,下肢输注药物通过心脏泵血到达全身各处起效的时间慢于上肢。

(2)特殊病情状况下患者易形成下肢静脉血栓,且更容易导致严重的后果。由于患者体质弱且大手术后需要长时间卧床,下肢静脉的血液循环会变差,加之手术会造成失水、失血,血液变稠、血流缓慢,因而容易形成下肢静脉血栓。如果静脉中的血栓脱落,一旦栓塞在肺、脑、肾等部位,会导致严重的后果。

 "输注中药比西药温和,副作用也小",这种说法有道理吗?

中药也是药品,和西药一样,也可能发生不良反应。合理使用药物可以帮助疾病痊愈,但长期输注某类药物也会对肝脏造成一定的损伤,不管是西药还是中药均会存在一定的副作用。有关中药与西药所致药物性肝损伤的临床对比研究表明,中药和西药均可对肝脏造成不同程度的损伤,造成肝损伤的概率存在一定的差异。具体的副作用还需要根据服用药物的种类、使用方法等因素才能确定。

 输液时发现输液器里面有空气了,会有危险吗?

一般在输液的时候,经输液管进入人体的空气是很有限的,且空气很少会自动进入人体内,这主要是由于人体本身的静脉压力超过输液瓶的压力。

即使有少量的空气（一般在 5 mL 以内）进入人体，也不要过度惊慌，人体的血管由于血压的压力作用会将空气变为小气泡，小气泡在血液里面可以直接被消除。少量的气泡经过各级静脉后，经右心房进入右心室，然后被压入肺动脉，并分散到肺小动脉内，最后进入毛细血管，与血红蛋白结合，或弥散至肺泡，最后随呼吸排出体外，不会对人体产生危害。

研究表明，静脉空气栓塞的致死量为 200～300 mL，远远高于一般临床操作导致进入人体的空气水平。也有研究认为，气体以 100 mL/s 的速度进入血管系统，累积量达 300～500 mL 才可以引起死亡。这个量是什么概念呢？就相当于半个矿泉水瓶的空气。

此外，护士在输液前和输液过程中都会做充足的预防工作，她们有专业的手法排出空气，在输液过程中也有加药的规范操作，以防止发生严重并发症。而且目前临床使用的精密输液器下面有一个圆盘状的装置，可以将输液管路中的气泡自动排出，因此不必过于担忧。

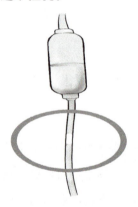

输液器中出现气泡

20 护士没有及时更换补液，空气会进到血管里吗？

人体的静脉压本身就在一定程度上能够防止输液后空气进入人体内。通常情况下，静脉输液的体位都采取坐位或者平卧位。在这种体位下，人体的静脉始终保持充盈状态，也就是说，血管内总是维持着一定的静脉压。当液体输完，输液管道内压力低于血管内压力。因此，即便是输液瓶内液体滴完了，其也没有足够的压力把空气"压"进去。

所以，输液时需要担心的不是输液瓶内的空气会进入血管，而是血液会流回输液管路。

21. 为什么护士提醒不能自己调节输液的速度呢？

输液的速度是根据药物的特点和安全要求设置的，不能随意更改。输液时护士会根据所输药物的性质、副作用、输注速度要求，以及患者年龄、疾病种类和严重程度等情况，结合计算输液器的点滴系数后调控输液速度。如果对输液速度控制不严格，可能导致严重后果，甚至危及患者生命。因此，切勿自行调节滴速，输液过程中如果患者有任何不良反应，应及时联系护理人员。伴随医疗技术的不断发展，为控制输液速度，目前已有自动、精准的调节装置，临床逐渐开始使用微量注射泵、输液泵实现在正压下输液，以更精确地满足治疗需要。

22. 有些患者在一个通路上输注两瓶盐水，是所有患者都可以这样输注吗？

有些患者出于治疗原因需要多通路药物同时输液，因此会存在同时输注两瓶盐水的情况。但医护人员在配置静脉药液时需要考虑药物间配伍禁忌的问题：有些药物混合使用后药效会被破坏，造成药物减效、失效或毒性增强，有时会影响药物的溶解度与外观形状，甚至引起燃烧或爆炸等现象。每个人的治疗方案不同，所使用的药物也有个体差异。因此，不是所有患者都可以在一个道路上输注两瓶盐水。

23. 什么是输液不良反应？出现什么症状表明发生了输液不良反应？

输液不良反应是由输液所引起的不良反应的总称。常见输液不良反应有发热、急性肺水肿、静脉炎和空气栓塞等。一旦出现以下症状，应及时通知医护人员进行相应的抢救处理。

发热：多发生于输液后数分钟至 1 小时，表现为发冷、寒战、发热。轻者体温在 38 ℃ 左右，停止输液后数小时内可自行恢复正常；严重者初起出现寒战，继之高热，体温可达 40 ℃ 以上，并伴有头痛、恶心、呕吐、脉速等全身症状。

急性肺水肿：患者突然出现呼吸困难、胸闷、咳嗽、咳粉红色泡沫样痰，严重时痰液可从口、鼻腔涌出。听诊肺部布满湿啰音，心率快且心律不齐等。

静脉炎：沿静脉走向出现条索状红线，局部组织发红、肿胀、灼热、疼痛，有时伴有畏寒、发热等全身症状。

空气栓塞：患者感到胸部不适或胸骨后疼痛，随即出现呼吸困难和严重发绀，并伴有濒死感。听诊心前区可闻及响亮、持续的"水泡音"。

24 输液过程中如出现急性肺水肿的表现应该怎么办？

急性肺水肿通常见于以下原因：① 输液速度过快，短时间内输入过多液体，使循环血容量急剧增加、心脏负荷过重。② 原有心肺功能不良，尤多见于急性左心功能不全的患者。

输液中如出现急性肺水肿的症状，要立刻通知医护人员开展救护工作，患者应保持镇静，立即停止输液，取坐位或半坐位，两腿下垂，减少静脉回流，以减轻心脏负担；给予高流量氧气吸入，遵医嘱配合用药，必要时进行四肢轮扎：用止血带或血压计袖带在四肢适当加压以阻断静脉血流。

预防急性肺水肿的主要措施是输液过程中严格控制输液的速度和输液量，尤其对老年人、儿童及心肺功能不全的患者更需慎重。

二、输液工具的选择

01 目前临床使用的输液工具都有哪些？每种工具都有什么优缺点？

常用的输液工具包括一次性静脉输液钢针、外周静脉留置针、中等长度导管、中心静脉导管、经外周静脉穿刺的中心静脉导管、完全植入式静脉输液港等。

导管根据长度，可分为短导管、中等长度导管和长导管；根据尖端所到的位置，可分为外周静脉导管和中心静脉导管。外周静脉输液工具包括头皮钢针、外周静脉留置针（PIVC）、中等长度导管（Middle Line）。中心静脉导管包括非隧道式中心静脉导管（CVC）、经外周静脉穿刺的中心静脉导管（PICC）、完全植入式静脉输液港（PORT）。目前各种常用输液工具的优缺点如下所述。

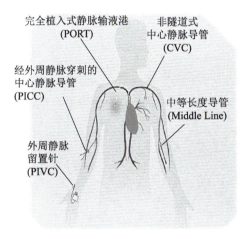

常用输液工具

（1）头皮钢针

头皮钢针适用于：

① 静脉输注刺激性小的溶液或药物。

② 输液量少，输液治疗小于4小时，输液时间在3天以内者。

③ 单次抽血检查的患者。

头皮钢针的优点是：价格低廉，操作简单，易穿刺。

头皮钢针的缺点是：患者活动受限；

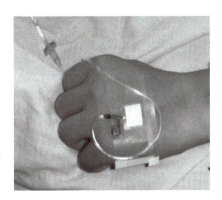

头皮钢针

渗漏率高，不能保留；有反复穿刺的痛苦。

（2）外周静脉留置针

外周静脉留置针适用于：

① 输液时间长、输液量较多的患者。

② 老人、儿童、躁动不安的患者。

③ 输全血或血液制品的患者。

④ 需要做糖耐量试验以及连续多次采集血标本的患者。

外周静脉留置针禁用于：

① 输入发疱剂及刺激性药物。

② 胃肠外营养液。

③ pH 高于 9 或低于 5 的液体或药物。

④ 渗透压大于 900 mOsm/L（mOsm 为毫渗量）的液体。

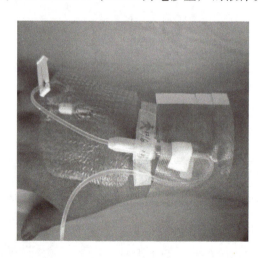

外周静脉留置针

外周静脉留置针的优点是：

① 操作简单，减少反复穿刺。

② 保护血管，减少液体外渗。

③ 适用于老年患者及无自主意识的患者，特别是危重患者，可随时打开静脉通道及早用药。

④ 护士易于掌握操作技术，经济性较高。

⑤ 可留置（72～96 小时），许多产品配套可用。

外周静脉留置针的缺点是：

① 留置时间相对短。

② 对药物的 pH、渗透压，以及刺激性药物有限制。

③ 相对于深静脉导管更易脱出和渗漏。

④ 反复输注可刺激外周血管，发生静脉炎的概率较高。

（3）中等长度导管

中等长度导管适用于：

① 预计治疗时间为 1～4 周的患者。

② 持续输注等渗或接近等渗的药物。

③ 短期静脉注射万古霉素的患者（治疗少于 6 天）。

④ 需持续镇静与镇痛的患者。

⑤ 间歇性或短期输注高渗透压、腐蚀性药物等（因存在未被检测到的外渗风险，须谨慎应用）。

中等长度导管禁用于：

① 持续输注发疱剂药物。

② 导管尖端未达腋静脉胸段或锁骨下静脉的情况；胃肠外营养、渗透压大于 900 mOsm/L 的补液治疗。

③ 有血栓、高凝状态病史、四肢静脉血流降低者（如麻痹、淋巴水肿、矫形、神经系统病症）；终末期肾病需要保护静脉者。

④ 乳腺手术清扫腋窝淋巴结、淋巴水肿的患者。

⑤ 拟穿刺肢体部位有疼痛、感染、血管受损（瘀紫、渗出、静脉炎、硬化等）者；计划手术或放疗的区域。

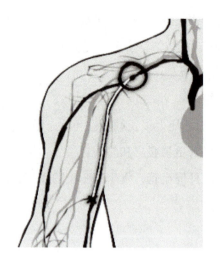

中等长度导管

中等长度导管的优点是：

① 较留置针发生静脉炎的概率更低，成本较 PICC 低。

② 插管方便、简单、安全，可由注册护士置管。

③ 可在床旁进行置管，对治疗时间长的患者可以减少穿刺次数，避免了反复穿刺带来的痛苦。

④ 植入后，患者活动方便，不影响基本日常生活。

中等长度导管的缺点是：

① 不宜持续输注腐蚀性药物，因存在未被检测到的外渗风险。

② 置管后须每周维护 1 次，可带管回家（同 PICC），有感染和血栓风险。

（4）非隧道式中心静脉导管（CVC）

CVC 适用于：

① 急性复苏、严重休克快速补液、消化道大出血抢救。

② 肿瘤晚期的危重症且需长期输液患者。

③ 危重及大手术患者。

④ 外周静脉穿刺困难且需长期输注对血管有刺激的药物；输注高渗、发疱剂及刺激性药物的患者。

⑤ 需要中心静脉压监测的患者。

⑥ 进行心导管检查、安装心脏起搏器、需要插入漂浮导管进行血流动力学监测的患者。

⑦ 需要血液透析、血液滤过和血浆置换的患者。

CVC 禁用于：

① 穿刺局部皮肤有破损或感染者。

② 凝血功能障碍、有出血倾向者。

③ 不合作、躁动不安的患者。

④ 各种原因造成的上腔静脉阻塞综合征患者（不能从上腔静脉置管）。

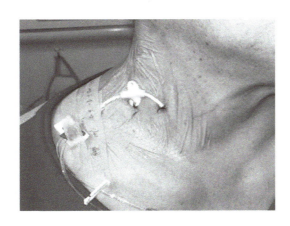

非隧道式中心静脉导管（CVC）

CVC 的优点是：

① 价格适中。

② 可短期留置（15～30 天）。

③ 急重症、大手术抢救可紧急置管。

④ 输液安全、不易渗漏。

CVC 的缺点是：

① 须由医生置管。

② 感染概率较 PICC 高。

③ 有血胸、气胸等置管并发症的风险。

④ 患者难以自己护理。

（5）经外周静脉穿刺的中心静脉导管（PICC）

PICC 适用于：

① 有缺乏血管通道倾向的患者。

② 需中长期静脉输液、反复输血或血液制品的患者。

③ 输注刺激性药物，如化疗药物；输注高渗性或黏稠性液体，如脂肪乳等。

④ 23~30 周的早产儿（体重<1.5 kg）。

⑤ 其他：使用家庭病床的患者。

PICC 禁用于：

① 缺乏外周血管通道（无适合穿刺血管）。

② 穿刺部位有感染或损伤。

③ 插管途径有放疗史、血栓形成史、血管外科手术史。

④ 乳腺癌根治术后和腋下淋巴结清扫术后。

⑤ 上腔静脉压迫综合征。

⑥ 安装起搏器同侧。

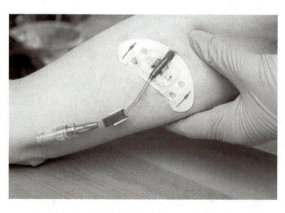

经外周静脉穿刺的中心静脉导管（PICC）

PICC 的优点是：

① 保护外周血管，减轻患者痛苦。

② 插管方便、简单、安全，可由注册护士置管。

③ 并发症少，可用于多种静脉治疗。

④ 可中长期留置。

PICC 的缺点是：

① 价格较高。

② 有外露导管破损的可能。

③ 患者难以自己护理。

（6）完全植入式静脉输液港（简称输液港）

输液港适用于：

需长期或重复静脉输注药物的患者，可用于输血、采集标本、输注胃肠外营养液和化疗药物。目前，临床上根据输液港植入部位的不同，将其分为胸壁输液港和手臂输液港。

输液港禁用于：

① 任何确认或疑似感染、菌血症或败血症的患者。

② 患者体质、体形不适宜植入输液港。

③ 确定或怀疑对输液港材料过敏的患者。

④ 有经皮穿刺导管植入术禁忌证者：严重的肺阻塞性疾病，预穿刺部位曾经有放疗史、血栓形成史或血管外科手术史。

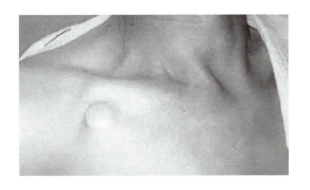

输液港（携港间歇期）

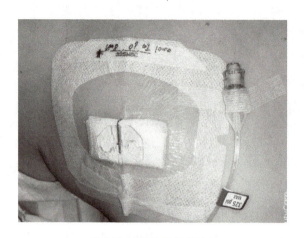

输液港（携港使用状态）

输液港的优点是：

① 为需要长期治疗的患者提供可靠的静脉通道；可用于输注各种药物，补充液体，营养支持，输血或成分血，同时也用于血标本采集。

② 通过使用专用无损伤针穿刺静脉输液港底座即可建立静脉输液通道，减少反复穿刺的痛苦和难度。

③ 输液港可将各种药物通过导管直接送到中心静脉处，依靠局部大流量、高流速的血液迅速扩散和稀释药物，防止刺激性药物对静脉的损伤。

④ 维护周期长，间歇期 4 周维护 1 次。

⑤ 体外无导管，生活质量高。

输液港的缺点是：

① 需要经过培训的医生进行手术植入，拆除需要再进行一次手术。

② 价格比传统的 CVC 或 PICC 贵。

③ 每次穿刺时患者有轻微痛感。

④ 输液港功能发生异常时纠正手段复杂。

⑤ 患者难以自己护理。

各种输液工具的价格是多少？都参保吗？

不同输液工具的价格、留置时间及参保情况等见表 1-1。

表 1-1　不同输液工具基本情况对比

输液工具	总花费	留置时间	是否参保
头皮钢针	5~20 元	不可留置	是
外周静脉留置针	30~50 元	72~96 小时	是
中等长度导管	800~1 500 元	7~28 天	是
CVC	300~800 元	15~30 天	是
PICC	1 500~3 000 元	7 天~1 年	是
输液港	6 000~10 000 元	6 个月~终身	是

注：表中数据以江苏省为例。各种输液工具是否参保，需根据各地医保政策，具体可以咨询医保部门。

 如何选择适合自己的静脉输液通路？

在为输液的患者选择输液通路时，护士是依据患者的治疗方案、预期的治疗时间、血管特征、年龄、疾病史、输液治疗史，以及患者对血管通路装置类型和位置的偏好与护理该输液通路所需能力等来进行的。

在满足治疗方案的前提下，临床一般会根据指南要求选择管径最细、内腔最小、创伤性也最小的导管装置，在制订血管通路治疗计划时会考虑对患者外周静脉的保护。

 什么是 PICC？

PICC 是经外周静脉穿刺的中心静脉导管（peripherally inserted central catheter，PICC）的英文缩略语，是一种经上肢贵要静脉、肘正中静脉、头静脉、肱静脉、颈外静脉（新生儿还可通过下肢大隐静脉、头部颈静脉、耳后静脉等）穿刺置管，尖端位于上腔静脉或下腔静脉的导管。

05 什么是输液港？

输液港是完全植入式静脉输液港（totally implantable venous access port，TIVAP）的简称，英文简称为PORT，是一种可以完全植入体内的闭合静脉输液系统，包括尖端位于上腔静脉的导管部分及埋于皮下的注射座。目前常用置港部位为胸壁（胸壁输液港）和手臂（手臂输液港）。其用途包括输注各种药物、血样采集、营养支持治疗、输血等。输液港可以减少患者需要反复穿刺的痛苦，更具安全性和便捷性。

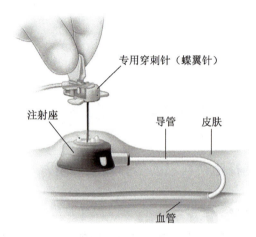

输液港（PORT）示意图

06 PICC和输液港有什么区别？该如何选择？

随着肿瘤发病率越来越高以及年轻化，静脉化疗目前已成为治疗恶性肿瘤不可缺少的重要部分。但化疗药物容易损伤外周血管，出现静脉炎、药液渗出导致皮下坏死等不良事件。为了保证肿瘤化疗患者的输液安全，临床上常用PICC和输液港两种置管方式，表1-2列举了两种方式的不同。

表1-2 PICC与输液港的区别

项目		PICC	输液港
植入方法	置管部位	上臂外周静脉	颈内静脉或锁骨下静脉
	专职人员	专职护士	外科医生
	导管或输液座	导管外露于体外	输液座埋于胸部或锁骨下窝
置管费用		总体费用1 500~3 000元	总体费用6 000~10 000元
留置年限		数月，可长达1年	数年
置管后维护周期		每周一次（每次维护费用约100元）	每4周一次（每次维护费用为120~150元）
并发症		静脉炎、静脉血栓、导管相关性感染、穿刺点感染、出血、渗液等，导管阻塞、移位等	气胸、血胸、误刺入动脉、囊袋感染、导管相关性血流感染、导管夹闭综合征、药物外渗等
取出难度		置入、拔出比较方便，但取管时偶会出现折断或锁骨卡压，不易拔出	通过小手术取出，取管时比较顺利
对生活的影响		上肢活动受到一定限制，手臂存在开放性伤口，洗漱需要佩戴专用的保护膜	对日常生活与工作影响小，可正常洗漱、活动等

总体而言，在肿瘤患者化疗时PICC和输液港这两种管道各具优点。在临床应用中，选择哪种置管方式通常要根据患者多方面的实际情况，比如禁忌证、治疗方案、血管状况等，同时也要考虑患者自身的经济负担以及日常维护的便利性等，选择一条安全有效、性价比高且适合患者的血管通路。对于患有一些术后容易复发的疾病，长期化疗、经济条件较好的患者可使用输液港；而对于经济条件相对较差、化疗时间较短或姑息化疗的患者可使用PICC。

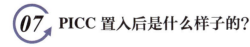

PICC置入后是什么样子的？

PICC置入后，在体外可以看到一小段导管，用无菌贴膜固定在手臂上，输液时直接将配置好的输注液体通过输液器与导管连接即可。

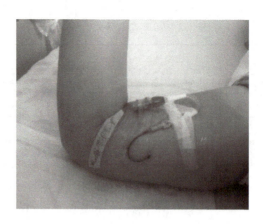

PICC（置入后）

08 输液港植入后是什么样子的？

输液港在输液间歇期，即在不需要使用时在体表没有导管，仅仅能在植入部位触摸到一个大概一元硬币大小的港体。港体是否凸出于身体，与植入的深浅有关，也可能随体重增减发生改变，这些都属于正常现象。输液或维护时，需要将专用的无损伤针刺入港体。

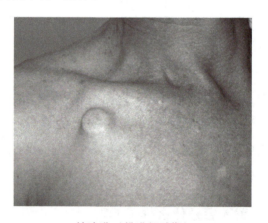

输液港（携港间歇期）

09 PICC 置管在身体的什么部位穿刺？

PICC 置管穿刺以贵要静脉为首选，其次有肘静脉和头静脉。其导管尖端位于上腔静脉下 1/3 处，此处血流量大、流速快。另外，适合穿刺置入 PICC

的外周静脉位置还需要满足：易于导管的固定与维护、不易污染，同时导管管腔不能超过静脉血管管径的45%，以免影响血管内血流而增加血栓形成的风险。因此，通常选择上臂的三条主干血管——贵要静脉、肱静脉和头静脉，用于置管。另外，严格来说下腔静脉置管时导管尖端位于下腔静脉，不是真正意义上的"中心"位置，且穿刺点位于腹股沟处，容易受到大小便污染而增加感染的风险，同时下肢置管会使深静脉血栓形成的风险增加。

10. PICC 有的是蓝色的，有的是紫色的，有什么区别？

不同厂家、不同类型的导管外观会有不同，通常外露部分为蓝色的导管是非耐高压导管，紫色的导管为耐高压导管。耐高压导管还可以通过导管接口或拇指夹上的标识来识别，如标有"5 mL/sec MAX"表明最高能承受 5 mL/s 的注射流速，而导管延长管上标有的"POWER INJECTABLE"为耐高压标识。耐高压导管可以用于增强 CT 检查时注射造影剂。

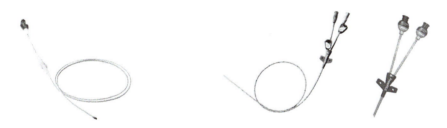

非耐高压导管（左）与耐高压导管（右）

11. PICC 有哪些种类可以选择？

PICC 按材质分为硅胶 PICC、聚氨酯 PICC、抗菌涂层 PICC、抗凝涂层 PICC；按导管的型号分为 1.9Fr、3Fr、4Fr、5Fr、6Fr，其中成人一般选择 4Fr 或 5Fr，新生儿选择 1.9Fr；按管腔分为单腔、双腔和多腔导管；按导管的结构可分为前端开口式 PICC 和三向瓣膜式 PICC。前端开口式导管头端采用平口设计，置管前按需裁剪，向血液方向敞开，可以测定中心静脉压。三向瓣膜型导管头端圆润封闭，有特殊显影标记，侧面为三向阀瓣膜设计，负压时阀门向内打开,可以抽血;正压时阀门向外打开,可以输液;平衡时阀门关闭,避免了空气栓塞、血液反流或者凝固的风险。在进行临床操作时,医护人员会综合评估患者的情况来选择 PICC 种类。具体种类如下所示。

(1) 前端开口式导管

前端开口式导管为一个不可拆卸的整体,需要在体外修剪导管前端至预测长度后,再进行导管置入。前段开口式导管有单腔和双腔两种,双腔导管可同时用于输注两种不同的药物。前端修剪的 PICC 在插管过程中,有导管保护套包裹导管,避免血管直接接触导管,降低了机械性静脉炎的发生率;且导管壁相对较厚,不易发生断裂和破损。缺点是血液容易反流入管内,造成堵管;静脉输液同等高度(120 cm)的情况下,流速为 60~95 滴/分,导管破损后无法修补,不能使用留置针的软管连接导管,须尽快拔出导管。

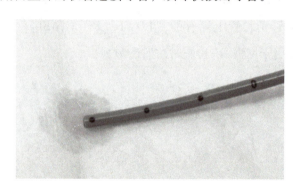

前端开口式导管

(2) 三向瓣膜式导管

导管采用三向、压力敏感的瓣膜。该瓣膜的特点是压力在 -7~80 mmHg 内,瓣膜保持闭合状态。由于上腔静脉正常的中心静脉压力在 0~5 mmHg,因此在正常的中心静脉压状态下该瓣膜保持闭合状态,可避免血液反流。当上腔静脉压超过 80 mmHg 时,该瓣膜向导管内开放,可以抽吸血液;向导管内施加正压(如重力、使用机械泵或注射器等)使瓣膜向导管外开放,可以进行静脉输液或静脉注射。三向瓣膜式导管避免了空气栓塞、血液反流致凝固的风险,堵管发生率低,生理盐水封管即可,特别适合凝血功能差的输液患者。输液悬挂在 120 cm 高度下,自然流速可达 100~120 滴/分,能满足大部分药物的输注速度要求。因导管要在末端进行修剪，当导管置入体内至预测长度时，需要用剪刀垂直修剪导管，再连接连接器与肝素帽。因三向瓣膜式导管柔软，外露导管部分若固定不规范，容易打折，造成导管体外破损。如果单腔导管体外破损，在严格无菌操作下重新修剪导管并安装连接器后可继续使用。

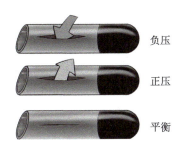

前端三向瓣膜式导管瓣膜

（3）耐高压注射型导管

该类型导管使用强化聚氨酯材质，有单腔、双腔、三腔三种，可以根据患者情况进行选择。"紫色设计"为耐高压注射标识，具有该标识的导管可以注射增强 CT 造影剂，承受 300 psi（1 psi = 6.89 kPa）压力，适合需要反复做影像学检查的患者。导管壁薄腔大，流速快，最快可达到 5 m/s，可以满足患者快速补液的需求。多腔可以同时进行中心静脉压监测、安全输液及静脉营养支持。非耐高压导管不能进行高压注射，不能推注静脉造影剂，否则容易造成导管破裂。

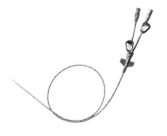

耐高压注射型导管

12. PICC 的日常维护要求是什么？

PICC 置管后到拔除期间，导管的维护是非常重要的，规范的维护可以及时发现并尽早解决问题，避免并发症的发生。维护要求如下：

（1）维护人员：经过培训的医护人员。

（2）维护地点：就近的省市级医院、县级医院。

（3）维护时间：根据当地医院的时间安排，就诊前请先咨询、预约。

（4）维护频率：最长维护间隔时间不能超过 7 天。夏季或出现皮疹等问题时需要缩短维护间隔时间。

13 在不同的医院更换的 PICC 末端接头不一样，有区别吗？

PICC 末端的接头称为输液接头，是用于输液通路与输液系统相连接的专用装置，各类输液接头都会有一些区别。

随着 PICC 和不同输液接头在临床上的广泛应用和发展，输液接头的合理应用及准确维护不但会使导管的放置时间得到延长，而且会降低导管相关性血流感染（CRBSI）的发生次数。

目前，输液接头的种类主要分为肝素帽、无针输液接头、无针机械正压阀接头和分隔膜无针密闭式输液接头。机械阀、肝素帽和分隔膜是常用的输液接头样式。机械阀接头是较传统的医疗器械，但接头的活塞存在裂缝，所以在细菌繁殖后接头以及导管容易产生污染。肝素帽因为组成元素松散，更易于藏污纳垢，导致血流感染和静脉炎。接头表面粗糙不光滑是肝素帽接头的缺点，所以橡胶微粒污染后会增加感染的概率。分隔膜接头轮廓和接头处顺滑，这样设计利于消毒清洁，不利于细菌的繁殖；而且分隔膜是透亮的，可更加直接地判断冲管、封管是不是彻底，因此不易导致感染。

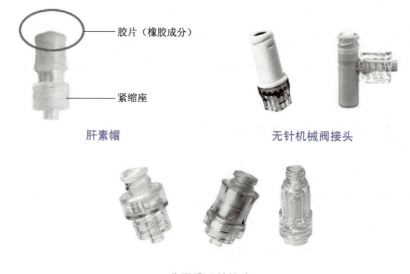

肝素帽　　　　　无针机械阀接头

分隔膜无针接头

14. PICC 维护时使用的冲封管液是什么？

在临床中通常会应用 10 U/mL 的肝素钠稀释液或生理盐水进行正压封管，可有效预防微小血栓及血液回流导致血液凝固及出现静脉血栓，以保障导管的通畅性。其中，肝素钠稀释液已成为常规封管液，但是因为肝素钠本身可抑制血小板聚集，十分容易出现出血的现象，加上剂量难以掌控，因此凝血功能障碍的患者需要谨慎应用。若患者有凝血功能障碍和出血性疾病，则可以应用生理盐水或预冲式导管冲洗器进行封管。和肝素钠稀释液相比，生理盐水可有效减少因抗凝剂反复应用而造成的出血风险，也有利于减少静脉炎发生的可能。另外，文献报道肝素钠封管效果和生理盐水无差异。

15. 为什么建议 PICC 放在右侧上臂的肘上位置？

PICC 属于中心静脉导管，其导管尖端的最佳位置为右心房与上腔静脉交界处，位于上腔静脉中下 1/3 段或右心房的上部，而上腔静脉和右心房位于纵隔右侧，所以选择右上臂置入 PICC 进入上腔静脉的距离要短。相对而言，选择左上臂置入 PICC 的路径较长。PICC 对于人体来说是个异物，在满足治疗需求的情况下，尽可能减少异物在体内的长度。因此，通常选择靠近心脏的上肢静脉进行穿刺；选择肘上穿刺置管还可以避开肘关节，减少因手臂活动引起的导管在体内的活动度，从而降低穿刺点出血、机械性静脉炎以及导管移位的风险。

16. PICC 置管前需要做哪些准备？

PICC 置管前患者需要进行一些特定的准备工作，包括正确洗澡和充分清洁身体，穿上方便操作的宽松病员服，之后在病室内等候即可。

17. PICC 置管时会痛吗？

PICC 置管一般在超声定位下进行，在置管之前需要在患者手臂处用利多卡因进行麻醉，待麻醉完成后再进行操作，所以患者在整个置管的操作过程中一般是不会感到疼痛的。

18. PICC 置管过程中患者需要如何配合？

在放置导管的过程中，患者需要尽量放松，听从穿刺者的指令，当听到"请转头"的指令时，将头转向穿刺侧并低头，使下巴尽量靠近穿刺侧肩膀，以便于导管顺利进入上腔静脉。

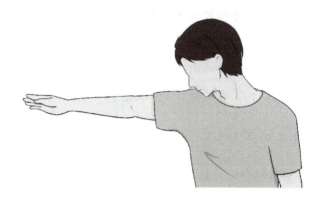

PICC 置管过程中转头示意图

19. PICC 置管过程中可能会出现哪些风险？

PICC 置管过程中常见的并发症有渗出、血肿、心律失常、神经刺激、穿刺误入动脉、送管困难、导管移位、拔导丝困难、导管破裂等，但 PICC 置管技术已经非常成熟，置管过程中发生并发症的概率非常低，并且医护人员有相应的预防和解决方案，因此不必过分担忧。

20. PICC 置管时为什么会出现送管困难的情况？

PICC 置管的过程中导致送管困难的原因很多，同时也存在个体差异的因素。常见的原因有：选择的静脉细小，静脉瓣、分支较多；选择头静脉穿刺，当导管进入腋静脉时容易出现送管困难；静脉走行及解剖异常，有瘢痕、硬化和分叉；置管者送管速度过快致导管打折；患者过度紧张致静脉壁痉挛或体位不当。

21. PICC 置管过程中为什么会发生导管移位的问题？

PICC 置管的过程中导致导管移位的原因很多，同时也存在个体差异的因素。穿刺过程中体位及配合度不佳，血管变异、畸形均会造成导管移位；既往手术史或外伤史、操作者静脉选择不当、送管速度过快、测量长度错误等亦可导致导管移位。

22. PICC 置管是在 B 超下进行的，为什么置管后还需要进行 X 线检查？

操作者在 B 超下置管可以增加导管穿刺的成功率，缩短置管的时间。但由于 PICC 置入体内的长度较长，且最终导管的尖端须位于心脏附近的腔静脉，而导管在近心端走行与导管尖端的位置在 B 超下无法看清，所以需要通过 X 线来进行显影判断。简单来说，B 超下置管是为了增加导管穿刺的成功率，但无法判断导管尖端位置，而胸部 X 线检查可以显示导管尖端的位置，为判断导管尖端位置的"金标准"。

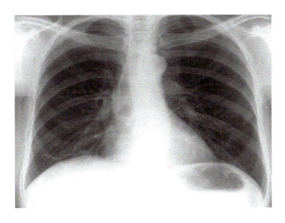

X 线检查

23. 所有人都可以置入 PICC 吗？

不是所有人都可以置入 PICC。虽然 PICC 优点很多，但也存在禁忌证，例如：肘部血管条件太差，缺乏合适的穿刺血管；穿刺部位损伤或感染；接受乳腺癌根治术或腋下淋巴结清扫术后的患侧手臂；插管途径有放射史、血栓形成史、外伤史、血管外科手术史；有上腔静脉综合征、安装起搏器同侧等。

24 PICC 能用于儿童（新生儿）输液吗？

PICC 可以用于儿童（新生儿）输液，主要适用于：

（1）需长期静脉输液或给药的患儿，如危重患儿、超低或极低出生体重儿、难治性腹泻患儿、肿瘤患儿等。

（2）需停用肠内营养超过 2 周的患儿，有常见外科胃肠问题的患儿。

（3）需静脉输注高渗性液体、黏稠度较高的药物或者刺激性药物的患儿。

25 PICC 可以从下肢静脉置入吗？

可以的，但非必要不建议。由于大隐静脉具有常处于闭合状态、静脉瓣多、血液回流比较困难等特点，在下肢静脉输注刺激性药物时，因药物在静脉血管局部停留时间相对较长，故易损害血管的内膜，引起药物外渗而导致局部组织损伤、静脉血栓形成和血栓性静脉炎。因此，INS 在实践标准中建议成年患者避免在下肢开放静脉输液通路。

26 置入 PICC 后，做造影检查时可以从管内注入造影剂吗？

在增强 CT（计算机体层成像）或 MRI（核磁共振）检查过程中需要在高压下注射造影剂，但目前市面上不是所有的 PICC 都是耐高压导管，普通型（白色、蓝色）PICC 由于无法承受高压注射的压力，因此不能用于高压输注造影剂；耐高压型（紫色）PICC 可以用于输注造影剂，最大输注速度可达 5 mL/s，耐受 300 psi 的压力。因此在做增强影像检查前，一定要与医护人员确认自身所置入的 PICC 是否为耐高压导管，一般产品说明书上标明可用于造影剂输注或耐受 300 psi 压力的 PICC 均为耐高压导管。有关耐高压导管的介绍详见导管类型部分。

在增强 CT 检查中，使用 PICC 的优势为：检查前无须进行血管穿刺，能减轻患者疼痛，减少等待时间；患者舒适度高，配合好，可保证成像质量；可减少增强 CT 对比剂外渗；对比剂推注时速度更快，符合精准医疗要求；对比剂大流量快速推注并快速到达靶器官，可减少体内循环时间，降低不良反应风险。

27. PICC 带管期间可以输血吗？

可以经 PICC 输入血制品。在输注后需要关注的注意事项主要包括及时冲管和及时更换输液接头。

（1）及时冲管：在输血前后都需要冲管，目的是防止管腔堵塞，使输血能顺利进行。

（2）及时更换输液接头：以免发生导管相关性感染。

28. PICC 什么时候能拔管？

PICC 属于可以长期留置在体内的中心静脉导管，其使用期限是 1 年。当治疗已经结束，在没有新的输液计划时，即使导管留置时长未满 1 年，也可以提前拔管。

29. 同样用于长期输液，输液港价格较 PICC 高，为什么要选择输液港？

输液港虽然价格稍高，但与 PICC 等其他中心静脉导管相比，在输液港植入的 12 个月后，随着静脉给药时间的延长，输液港的总维护成本可能相对较低，并且由于具有并发症发生率较低等优点，输液港被越来越多的医生和患者所接受，主要在肿瘤患者中应用越来越广泛，从而输液港的经济效益随着使用时间的延长而逐渐显现。

30. 输液港对比其他输液工具有哪些优势？

输液港是理想的化疗药物输注工具，被称为"化疗神器"。输液港作为输注化疗药物的血管通路之一，具有以下几方面的优点：

（1）并发症发生率较低。相比于 PICC，患者带港期间的并发症发生率较低，这能够减少并发症给患者所带来的困扰。

（2）患者带港生活质量高。体外无暴露的导管，满足患者对美观和保护隐私的需求。患者还可以进行外出旅游、游泳等活动，明显提高了生活质量。

（3）维护频率低。输液港的维护频率为1个月一次，甚至有证据显示3个月维护一次也不会增加堵管、感染等并发症的发生率。相较于PICC 1周维护一次的频率，输液港使用起来更加方便，可减少患者往返医院的次数并节省支出。

（4）避免反复穿刺血管。避免反复穿刺不意味着不穿刺，患者仍然需要承受穿刺无损伤针的疼痛，只是在携带无损伤针期间，可避免多次穿刺。护士只需连接无损伤针的连接管与输液器，即可输注任何性质的药物、营养液或血液。

（5）避免刺激性药物对外周血管的损伤。输液港导管尖端位于血流速度较快、血流量较大的上腔静脉与心房交界处，其将具有腐蚀性、高渗性等外周静脉毒性的药物直接带到上腔静脉，避免了外周静脉炎的发生。

（6）使用时限长。放置时间可达10年以上，具体与输液导管的老化速度和患者个体体质有关。

（7）耐高压材质：可以注射动力造影剂。

总之，输液港可以减少患者需要反复穿刺的痛苦，更具安全性和便捷性。由于港体埋植于皮下，导管的维护频率明显降低，且输液港在体外无任何部件裸露，并能长期保留，也降低了局部和全身感染的可能，因此其具有携带方便、维护周期长、并发症少、患者生活质量高等优点。

31 输液港有哪些缺点？

（1）植入部位受限：输液港是一种植入式静脉给药装置，因此其植入部位存在一定的限制。通常情况下，输液港会被植入在上臂、颈部等部位，这在一定程度上限制了患者的活动范围。由于输液港植入部位的特殊性，患者需要避免剧烈运动或过度劳累，以免造成输液港的损坏或感染。

（2）手术复杂性：输液港的手术过程相对复杂，需要专业的设备和高水平的医生进行操作。手术过程中需要对患者进行麻醉，并在无菌条件下进行植入，因此风险相对较高。

（3）感染风险：由于输液港是一种侵入性装置，患者在植入期间存在感染的风险。如果发生感染，不仅会给患者带来身体上的不适，还会增加医疗成本。此外，当输液港功能发生异常或者患者出现其他并发症时，纠正手段会更为复杂。为了降低感染风险，医生需要在手术过程中严格遵守无菌操作规程，同时，患者也需要定期进行术后护理和复查。

（4）维护不便：输液港植入后，需要定期进行维护和更换，以保证其使用寿命和安全性。由于输液港的特殊性质，其维护和更换都需要在专业医疗机构进行，这增加了患者的经济和时间成本。同时，患者在日常生活中还需要注意输液港的保养和维护，以免发生意外情况。

（5）费用较高：输液港作为一种高端医疗设备，其费用较高。除了手术费用外，患者还需要承担术后护理维护、更换等费用。这些费用会根据患者的具体情况，如输液港的材质、型号、手术难度等而定。因此，患者在选择使用输液港时，需要考虑经济状况和承受能力。

（6）移除困难：由于输液港植入后与周围组织会发生一定的融合，因此在需要移除时，需要专业设备和医生来取出。

32 输液港的结构是怎样的？

输液港的结构包括：

（1）穿刺座：由穿刺隔、基底和侧壁、储液槽及缝合孔构成。穿刺隔：厚达2 cm以上的硅胶隔。基底和侧壁：根据需要由钛合金或塑料制成。储液槽：储存液体。缝合孔：便于将注射座整体缝合固定于皮下组织。

（2）导管锁：将导管与注射座妥善连接在一起。

（3）导管：硅胶或聚氨酯材质的导管。

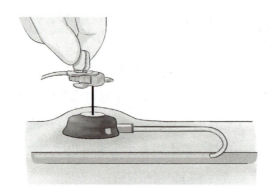

输液港的结构

33 输液港有哪些种类?

根据使用材质和功能的不同,输液港主要包括以下几类:

(1)金属输液港:由不锈钢或钛合金等金属材料制成,耐用度高,使用时间长,但植入和取出时需要专业的手术技能。

(2)高分子输液港:由高分子材料制成,质地轻盈,对血管壁损伤小,植入简单,但使用寿命相对较短。

(3)磁控输液港:带有磁性装置,可以通过磁场控制药物输注的速度和量,实现精准给药。

(4)可取出式输液港:导管末端有可拆卸的注射座,可以在需要时随时取出。

34 输液港有大小区分吗?

临床上输液港具有不同型号,适配不同身材的患者。小型输液港方便取出,且更美观;大型输液港便于识别和注射。

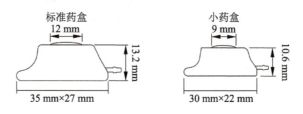

常见输液港港体尺寸

35. 输液港埋置在体内，如何区分其是不是耐高压型输液港？

输液港按导管强度分为非耐高压型和耐高压型，耐高压型可用于 CT 高压注射碘对比剂，同时需要配套使用耐高压无损伤针。

耐高压型输液港又称为 Power Port，其导管为紫色，且具有特殊标识，穿刺隔表面边缘处有呈等边三角形排列的三粒圆形触摸点；通过影像学检查输液港港体显示三角形图案及 CT 字样。可根据导管的颜色、穿刺隔表面触感或维护本上的记录来区分输液港是否耐高压。Power Port 可进行高压注射，但如果所携输液港的导管不是耐高压型导管，记得提醒医生，特别是在进行核磁共振、CT 高压注射检查时。

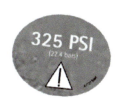

耐高压型输液港标识

36. 哪些患者适合植入输液港？

输液港适合需要长期间歇性输注发疱性、刺激性药物和静脉营养药物，或者需要长期间歇性输注非刺激性药物且穿刺困难的患者；有研究显示，治疗周期超过 4 个月时，输液港比 PICC 在卫生经济学方面更有优势，但考虑各地存在经济学差异、手术可能存在的风险和患者价值观，大多数指南推荐在预计治疗时间超过 6 个月的情况下使用输液港。

总的来说，对需要非频繁/间歇性血管通路输液的患者考虑使用输液港，相较于其他中心静脉血管通路装置，输液港具有更低的感染率。输液港的适应范围包括：① 肿瘤患者因治疗需要，输注刺激性药物、细胞毒性药物，如化疗药物、靶向药物等；② 需长期静脉输注高渗性药物的患者，如短肠综合征患者等；③ 需长期间歇性进行静脉输液治疗的患者；④ 需反复静脉输注血制品或频繁静脉采血的患者；⑤ 难以建立外周静脉通路者。

37. 乳腺切除术后可以植入输液港吗？

（1）乳腺切除手术一般会涉及同侧淋巴清扫，也就是淋巴结切除，在该侧植入输液港会因淋巴回流不畅导致组织水肿的发生。此外，若在乳腺切除加淋巴清扫术患侧植入输液港进行输液，可能会造成以下方面的不良影响：① 增加局部组织的液体积聚，加重淋巴循环受阻，导致淋巴水肿的发生；② 增加患侧手术区域的局部压力，一般会影响伤口的愈合和术后恢复；③ 患侧皮肤可能由于尚未完全恢复，在输液港无损伤针侵入时感染的风险会增加；④ 可能进一步增加术后患侧的疼痛、紧绷等不适感；⑤ 当患侧需要进行放射治疗时，会出现照射野部位的放射性皮肤反应，如皮肤红斑、破损等，若涉及输液港植入部位的皮肤，会造成港体外露等并发症。综合以上情况，临床护理中，乳腺切除术后患侧上肢是不能植入输液港或进行其他途径的输液的，但可在健侧植入输液港。此外，最新研究证据表明，如患者只是摘除乳房而并未进行淋巴清扫，则患侧可置管。

（2）健侧植入输液港是将输液港完全植入体内，健侧体表正常，所以输液港不会影响患者正常运动与日常生活，甚至在做其他检查，特别是核磁共振时也完全没有影响。植入输液港一般不会对身体造成不良影响，发生并发症的概率也不高，但植入后要注意避免不良的日常生活行为与习惯，定期进行正规的导管维护。

38 哪些患者不适合植入输液港？

有以下情况的患者不适合植入输液港：① 全身感染，如脓毒血症、菌血症等，或拟置管部位有感染；② 对输液港材料（硅胶、聚氨酯或者钛合金）过敏；③ 病情严重，患有慢性阻塞性肺疾病与心脏病，不能耐受手术；④ 静脉回流障碍（上腔静脉综合征、穿刺路径有血栓等）；⑤ 严重凝血功能障碍；⑥ 局部软组织相关因素影响设备的稳定性或者放置。

此外，输液港植入术禁忌证还包括：

（1）凝血功能异常：中度凝血功能障碍是输液港植入的相对禁忌证，血小板计数 $>50 \times 10^9/L$ 和国际标准化比值（INR）<1.8 时，活化部分凝血活酶时间（APTT）$<$ 正常值的 1.3 倍，无须进行预处理逆转；血小板计数 $\leqslant 50 \times 10^9/L$ 和 INR $\geqslant 1.8$ 时，APTT $\geqslant$ 正常值的 1.3 倍，应于术前纠正凝血功能障碍。

无法纠正的重度凝血功能障碍可能造成无法控制的出血，是手术的绝对禁忌证。高凝状态可能会增加术后导管相关血栓的风险，但一般不将其作为手术禁忌证。术前需要考虑的常见危险因素包括以下情况：深静脉血栓病史或家族史；导致高凝状态的慢性疾病，如恶性肿瘤、肾病综合征、慢性阻塞性肺疾病等；存在凝血异常基因，如凝血因子Ⅴ异常或凝血酶原基因突变；怀孕或者口服避孕药者。

（2）血管入路异常：血管入路合并急性血栓可能会在穿刺置管过程中出现血栓脱落，引起肺栓塞，造成严重后果，是手术的绝对禁忌证。对于胸壁输液港、手臂输液港，合并上腔静脉梗阻是手术的绝对禁忌证。血管入路存在慢性血栓、狭窄病变或其他植入物是输液港植入的相对禁忌证，可能会增加植入后发生导管相关静脉血栓形成的风险；有多次植入中心静脉通路装置的病史，尤其是植入困难或者有损伤性植入史者，可能会增加手术难度和血管损伤风险。已经在其他血管内植入装置（比如起搏器）者，建议将对侧作为首选入路。

（3）感染：手术部位、入路静脉或全身感染，可能导致术后皮肤、隧道、囊袋及港体内发生感染，严重影响输液港使用，并增加患者痛苦及经济负担，是植入手术的绝对禁忌证，在感染控制前不建议进行输液港手术。

（4）过敏：已知对输液港使用的相关材料过敏是植入手术的绝对禁忌证。

39 儿童是否适合植入输液港？

满足输液港治疗指征即适合接受输液港植入。由于输液港完全植入患者体内，没有长期体外留置部分，不影响患者的日常活动，且治疗间歇期维护方便，可避免反复静脉穿刺，因此适合长期、重复给药且需要化疗的儿童肿瘤患者。

40 儿童选择输液港治疗有哪些优势？

输液港自2001年引入中国以来，主要应用于恶性肿瘤患者的化疗、肠外营养等。儿童肿瘤患者由于血管条件及自身哭闹、不配合等原因，外周静脉通路往往容易发生移位，甚至脱落。即使是 PICC 或 CVC，也存在导管外露部分，使得患儿活动受限，降低其生活质量。输液港完全植入体内，患儿活动更自在。输液港除用于常规输液外，还可以进行输血、采血等操作，从而减轻患儿痛苦；输液港从外观上看不明显，没有体外导管留置，可降低脱管风险；避免管腔内纤维蛋白鞘形成，降低感染概率；患儿可以洗澡、沐浴等。

41 上腔静脉压迫综合征患者可以放置输液港吗？

可以放置输液港，但应结合病情选择不同的入路，以免发生其他并发症影响自身身体状态。最新的《静脉输液港植入与管理多学科专家共识》指出，当患者有上腔静脉压迫综合征或由于其他因素（上腔静脉阻塞或颈、胸部不适合制作囊袋）无法经上腔静脉植入输液港时，可考虑选择下肢静脉（如股静脉）作为入路放置输液港。

42 输液港常见置港部位有哪些？

目前临床常用的置港部位为胸壁（胸壁输液港）和手臂（手臂输液港），选择部位时应考虑胸壁输液港和手臂输液港相关静脉血栓风险的大小。

目前胸壁输液港入路的主要选择有颈内静脉、锁骨下静脉、腋静脉第 3 段等，手臂输液港入路的主要选择有贵要静脉、腋静脉第 1 段、肱静脉等。

对于上腔静脉阻塞或颈、胸部不适合制作囊袋的患者，可考虑选择下肢静脉（如股静脉）作为入路，但下肢静脉置管的主要问题在于血栓、导管移位和感染发生率较高。研究表明，在胃肠道恶性肿瘤患者中，手臂输液港和胸壁输液港所引起的导管相关性血栓的发生率无明显差异。也有研究发现，在乳腺癌患者中，使用手臂输液港和胸壁输液港相比，有症状的、经影像学资料证实的上肢静脉血栓显著增加。

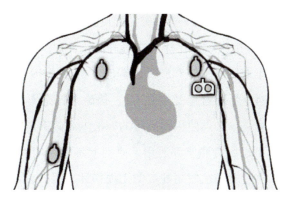

输液港常见置港部位

43. 为什么有些患者的输液港是放在手臂上的？

根据港体植入位置的不同，输液港可分为胸壁输液港和手臂输液港。胸壁皮肤破损感染或胸部放化疗的患者不一定适合植入胸壁输液港，此时手臂输液港可以作为另一种选择，港体位于手臂上部，港座小巧，它的优点有很多：

（1）有效预防穿刺置管引发的血胸、气胸和导管夹闭综合征。

（2）借助B超进行血管穿刺，使穿刺更加准确、安全。

（3）港囊袋的切口小，隧道短，疼痛轻。

（4）更美观，切口在上臂内侧，更隐蔽。

（5）方便患者使用汽车安全带以及女性患者佩戴胸罩。

（6）不影响胸部放疗、摄片等。

44. 如何选择输液港使用的无损伤针？所有港体都通用吗？

（1）应根据插针用途、输液性质、患者体形、插针材料及港体放置深度等，选择合适尺寸和长度的无损伤针。总体上，在满足治疗需求的前提下，应采用最小规格无损伤针，同时需要保证针头能安全位于注射座底部。无损伤针采用"G"来表示针管直径的长度计量单位，"G"是GAUGE的缩写，数字越大，直径越小。无损伤针的常见型号有19G、20G、22G。通常根据港体放置深度和患者皮下组织的厚度选择针的型号。手臂输液港只能使用22G的无损伤针，胸壁输液港目前常用19G~22G的无损伤针。针太长，一方面易触碰注射座底部形成倒钩，损伤注射座；另一方面针突出皮肤表面过多，不便于固定敷料。

指南建议：当用于抗生素、化疗药物等静脉输注时，无损伤针的型号可选择20G~22G；当用于血制品输注和肠外营养时，则选择19G~20G的针头。常用针头长度为15 mm。当患者接受增强CT、核磁共振造影检查时，如需使用输液港进行造影剂输注，必须使用耐高压的输液港和耐高压的无损伤针。

（2）无损伤针不是所有底座都通用，原则上是大港用大针、小港用小针。在无特殊情况时，输液港必须使用配套的无损伤针，因其设计可有效降低对注射座穿刺隔膜的损伤，最大限度保证输液港的安全使用。

> **知识链接：**
>
> 无损伤针又称非取芯针、不成芯针，因其含一个折返点，可避免成芯作用。这种设计可保护穿刺隔，确保其承受2 000次穿刺不发生损伤而导致漏液（22G针）；且不会有"切削"下的穿刺隔硅胶微粒阻塞导管的情况。
>
>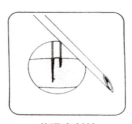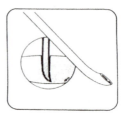
>
> 普通穿刺针　　　　　　无损伤针

（1）针管直径

针管的直径决定了输液的最大速度，直径越大，流速越快。当需要快速大量输液时，就应选择针管直径大的无损伤针。无损伤针的常见型号有19G、20G、22G，各型号的针管直径与针长见表1-3。

表1-3　无损伤针常见型号的针管直径与针长

型号	针管直径/mm	针长/mm
19G	1.1	15/20/25
20G	0.9	15/20/25
22G	0.7	12/15/20/22

（2）针长

根据输液港注射座埋在皮下的深度来选择无损伤针的针长，注射座埋得深就需要长一些的无损伤针。目前，相同针管直径下有多种针长的无损伤针可供选择。一般选择针长 15 mm 的无损伤针。但在使用中发现，我国人群普遍体脂厚度不大，如果针太长，一方面易触碰注射座底部形成倒钩，损伤注射座，另一方面针突出皮肤表面过多，不利于敷料固定。但目前仅 22G 的无损伤针有 12 mm 的针长，临床上需要更多短型的无损伤针以满足实际需求。

45. 输液港植入前需要评估哪些内容？

输液港植入前的重要评估项目主要包括三个方面：

（1）重要临床评估：是否存在心脏大血管变异、上腔静脉阻塞、严重的心律失常；是否存在双肺或纵隔疾病史、预植入部位放疗史；是否存在血栓病史及凝血功能异常；是否存在局部软组织因素影响输液港的放置和稳定性。如存在以上情况，术前需要进行对应的影像学检查，排除禁忌后，设计合适的置港部位。

（2）重要实验室检查：肝肾功能、血常规、心电图、肺部 X 片、凝血常规等检查。

（3）重要影像学检查：根据静脉入路常规行预穿刺部位血管 B 超检查及体表标记；超声检查穿刺静脉时，须持常规高频线阵或者小突探头，采用短轴法、长轴法或余轴位，重点评估静脉的位置、深度、走行、内径、腔内有无血栓、周围结构有无肿大淋巴结及静脉压缩性等；特别注意超声图像上动、静脉的鉴别，一般静脉内径大于伴行的动脉内径，且随呼吸运动而变化，必要时患者做乏氏运动（深吸气后屏气），见内径增宽者为静脉，确认穿刺点后在体表划线标记。如超声提示异常，须行 CT 血管造影（CTA）进行评估；如胸片怀疑纵隔转移，须行增强 CT 检查。

46. 植入输液港的手术需要多长时间？会进行麻醉吗？

输液港的植入是一个仅在穿刺点进行局部麻醉的小手术，一般情况下整个手术过程需 0.5~1 小时。所以患者不用太担心，只要配合医生完成手术就可以了。

47. 输液港植入前，患者需要做哪些准备？

（1）植入前患者及家属应了解置管的目的、优点、注意事项、有可能产生的并发症及并发症的预防措施，并进行术前检查，如肝肾功能、血常规、心电图、肺部 X 片、凝血常规等检查。

（2）还需进行植入前评估并签署手术知情同意书。如患者在口服华法林、阿司匹林或使用注射用肝素，请及时告知手术医生，因为原则上须停用以上药物 1 周才能进行植入手术。有些抗肿瘤药物如安维汀，也应在植入术前及术后暂停使用。

（3）请在手术的前一晚沐浴，保持皮肤清洁干燥。手术常规使用局部麻醉，若由于特殊情况选择静脉麻醉，手术前需要禁食 6~8 小时，禁水 2~4 小时。术前更换病员服或手术衣，女性不穿文胸。清洁手术部位，放松心情。

48. 放置手臂输液港的患者要做什么准备？植入手术对人体有伤害吗？

手臂输液港植入术是局麻手术，一般情况下 40 分钟到 1 小时完成手术。手臂输液港的切口大小为 1.5~2 cm，完美隐藏在上臂靠内侧。手术期间只要缓解紧张情绪，配合医务人员即可，植入手术对人体伤害极小。

（1）术前准备

手臂输液港植入前可沐浴，穿宽松衣服（如开衫），须家属陪护，可正常进食，有基础疾病的患者须正常服药；服用抗凝药物者，须提前与手术医生沟通；签署知情同意书。

（2）术后注意

① 保持伤口敷料清洁干燥，避免敷料潮湿。

② 24 小时内置管肢体减少活动，避免外展。

③ 自我观察：如发现局部有肿胀、渗血、渗液、感染、血肿、疼痛、肢端麻木等情况，应及时汇报医务人员，更换敷料。

49. 对输液港置管人员资质、置管环境有具体要求吗？

输液港置管人员资质与置管环境均需要满足相应要求，具体包括：

（1）置管人员资质：静脉输液港较其他中心静脉导管植入手术的操作更加复杂，操作者的技术水平直接影响并发症的发生率。输液港的操作者可由外科、介入科、麻醉科等多学科医生担任，或采用医护合作模式。操作者需要经过严格的培训和考核，合格后方能执行输液港植入操作。

（2）置管环境：输液港的植入与取出应在进行数字减影血管造影（DSA）的专用手术室、独立置管室或手术间进行，遵循外科无菌操作原则，使用最大无菌屏障，包括操作人员保持手卫生，佩戴医用手术帽、外科口罩、无菌手套，穿无菌手术衣和使用覆盖患者全身的无菌巾等。

50. 输液港植入术后，需要关注哪些注意事项？

输液港植入术后伤口敷料须保持干燥，切勿自行打开。注意观察局部敷料有无渗血、渗液，如有出血或潮湿，需要及时更换敷料。术后 24 小时内减少置港侧肢体活动。输液港植入术后当天确认导管位置后即可输液。术后无不适可常规进食进水，注意休息。术后 1~2 周内，避免局部压迫或拉扯伤口。术后手术部位可能出现疼痛感，一般 1~3 天后逐渐缓解。港体和皮下隧道部分可能出现青紫，1~3 周后逐步消退。

51. 身体内放了输液港，对做核磁共振有影响吗？

目前，输液港的港体材质主要为钛合金或者热树脂塑料，而接受核磁共振检查的患者要求不能带有金属或金属植入物，因此植入上述两种材质的输液港的患者可以接受核磁共振检查。有文献表明，带有无损伤针的输液港行 3.0 T 核磁共振检查是安全的，但仍需要查看相关说明书来确定携带输液港进行核磁共振检查的可行性与安全性。

52. 输液港植入术后的手术切口大概多久能恢复？何时可以换药及拆线？

一般情况下，术后 7~10 天依据伤口情况予以拆线，拆线前保持缝线局部皮肤清洁干燥，每 2 天换药一次；若伤口渗血，敷料松动，有出血、潮湿时应及时至专业医疗机构换药。若局部伤口未完全愈合，应延迟拆线时间。

53. 输液港植入术后会出现哪些并发症？

输液港植入术后常见早期并发症包括出血、囊袋血肿、切口愈合不良、港体翻转等。早期并发症症状急、发展快，需要通过密切观察、仔细查体并结合有效的检查方法明确诊断，必要时采用手术等措施及时干预。

（1）切口愈合不良

① 输液港植入术切口较小，手术后切口裂开的发生率较低。术后发生切口裂开的原因可分为机械性和功能性。前者与缝合方法、港体对切口摩擦以及患者术后过早进行上肢拉伸动作有关；后者与患者伴随疾病有关，例如肿瘤患者免疫功能低下、营养不良、药物干扰切口愈合，手术区域皮肤接受过放射治疗或乳房切除并接受锁骨下淋巴结清扫手术，局部皮瓣薄、血供差等因素也会影响到切口的愈合。另有研究发现，28 天内接受过抗血管内皮生长因子（VEGF）抗体治疗的患者，术后出现切口裂开的风险明显增高。切口裂开是多因素综合的结果，建议接受过抗 VEGF 抗体治疗的患者可在停止使用 2~3 周后进行手术。

② 出现切口裂开时应综合撕裂情况、切口和港体污染的程度，评估再次缝合的可行性。早期因机械性因素导致的切口裂开，具有诱因明确、症状明显、污染不严重等特点，可以保留港体进行二次手术缝合。若合并切口或港体污染，直接二次缝合继发感染的风险高，需要先取出港体和导管，清创缝合切口，待切口愈合后再考虑重新植入。

(2) 囊袋血肿

输液港植入术中钝性分离皮下或筋膜后方组织，会出现毛细血管或小动、静脉撕裂出血的情况，如果未仔细止血，可能造成术后囊袋血肿，查体可见囊袋周围皮肤肿胀，伴有瘀斑向周围延伸。血肿较小且没有持续进展的，可通过加压包扎、切口引流处理；如果血肿较大或持续进展，需要进行清创止血。清创手术须严格遵循无菌原则，沿原手术切口进入并引流积血后，探查囊袋出血情况。手术后需要适当推迟输液港使用的时间，并进行局部加压包扎，确定没有再次出血后再开始使用。

(3) 港体翻转

① 港体翻转在输液港植入术后早期并发症中比较少见，原因主要包括囊袋过大、局部皮肤松弛、皮下脂肪较少、术后患者过早进行大幅度牵拉运动等。

② 临床表现为触诊圆滑的表面变得平坦，无法穿刺。

③ 借助 X 线侧位片能够发现各种港体翻转。港体翻转治疗前需要判断导管是否从港体分离脱落或有折叠扭转的情况。如导管脱落或破损，应尽快进行手术治疗，并评估是否需要更换新的输液港；如导管未脱落或破损，可先尝试手法复位，手法复位成功的患者，推荐用插针固定基座，置港侧上肢制动 3 天，告知患者和家属置港侧上肢避免大幅度活动，以防翻转再次发生。

④ 无法手法复位时手术切开复位是最有效的治疗方式，术后应对囊袋再塑形并加固港体于周围组织上，防止港体再次翻转。

⑤ 预防港体翻转的方法，除了囊袋大小适中，还可以在术后即刻将蝶翼针插入港体固定。

54. 输液港可以行增强 CT 造影剂等高压注射吗？

增强 CT 和核磁共振的检查过程中都需要高压注射造影剂，但目前市面上不是所有的输液港导管都是耐高压导管，必须是耐高压型号的输液港才可以进行增强 CT 造影剂等高压注射。目前，输液港的港体材质主要为钛合金或者热树脂塑料，导管材质是强化聚氨酯，使用该型号输液港的患者可以接受常规

（3 T以下）CT检查。为了方便患者做影像学检查，现临床使用中的部分输液港是耐高压型号的，可以行增强CT造影剂等高压注射，但是使用后要及时正确用生理盐水冲管，防止堵管。输液港维护手册上会注明其是否是耐高压输液港，请认真查看输液港维护手册。

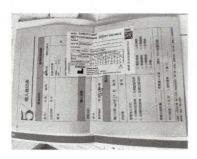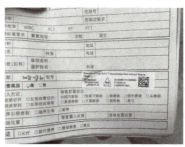

导管维护本上耐高压的标识

55 化疗结束后能立刻取出输液港吗？

化疗结束后如想取出输液港，应经过主治医生的病情评估后再决定，部分患者虽疗程已结束，但短期复发率较高，建议不要过早取出输液港。如后续仍需治疗，则要再次植入输液港，会增加患者痛苦及经济负担。如确定可取出输液港，取出前应进行特定检查，如血常规、凝血常规、肝功能检查等；白细胞特别低或凝血功能异常的患者，取出输液港时容易发生感染，甚至容易出血。输液港容易出现附壁血栓，如果患者的血小板特别低或D-二聚体非常高，需要注意患者是否存在活动性血栓，这是由于取出输液港的操作可能会增加血栓脱落的风险。

此外，还需要做颈部血管的B超检查，并且评估患者的身体状况。取出输液港之前，要做充分的检查，判断是否有血栓，是否为活动性血栓。如果是活动性血栓，需要进行抗凝或溶栓治疗，保证血栓消失或变成陈旧性血栓，再取出输液港会比较安全。

56 输液港能留置多久？

输液港的使用期限一般为3~5年，理论上留置时间可达5~10年，这与输液港的使用频率、维护程度与不同材质有关。注射座港体的材质主要是钛合金或聚缩醛树脂，注射座顶部为硅胶穿刺隔膜，具有自动愈合功能，穿刺针是一种与输液港配套的注射针，其针尖经过特殊设计，穿刺过程中不易损伤硅胶穿刺隔膜，可使注射座的穿刺次数达到 2 000~3 000 次。输液港的植入和取出过程较为复杂，所以在疗程结束后，一般不会马上取出，而是继续保留一段时间。因此，输液港可长时间连续输液和采血，而且适用于高浓度的化疗药物、血液制品、全胃肠外营养等输注，可以是患者静脉输液的永久性通道。

57. 输液港什么时候需要取出？

2021 版 INS 实践标准中明确指出输液港取出的时机：治疗结束或治疗无效的输液港并发症，如治疗无效的感染、囊袋或导管相关性败血症、经影像学证实的溶栓治疗无效的血栓、囊袋切口裂开、港体侵蚀皮肤、导管破裂或移位、港体脱离导管等。《静脉输液港植入与管理多学科专家共识（2023 版）》指出，输液港取出的适应证包括：临床治疗已经结束或无须继续使用时应及时予以取出；出现临床无法处理的导管及港体相关并发症时应予以取出；因其他疾病等无法继续留置者应适时予以取出。

总的来说，输液港取港指征主要包括以下两方面：

（1）感染：当患者具有系统性感染、局部感染和混合性感染（严重脓毒症、化脓性血栓性静脉炎、心内膜炎、隧道感染、输液港脓肿、48~72 小时处理后感染仍然持续或者感染金黄色葡萄球菌、真菌或分枝杆菌）等情况时，应取出输液港。因为输液港本身没有抗病毒、抗细菌的功能，所以如确定是输液港导管相关的感染，需要立即取出输液港，否则严重时会导致菌血症、败血症的发生，威胁生命安全。

（2）血栓：肿瘤患者本身血液处于高凝状态，容易发生血栓，输液港导管内附着血栓后不及时取出，有可能会加重肿瘤患者的病情。而输液港导管经过锁骨下时，使用期间会发生反复的摩擦造成管径受压变窄，也容易形成血栓。因此，经超声检查证实，输液港导管已经有附壁血栓形成时，需要尽早取港。

58. 输液港可以终身留用吗？

输液港可根据治疗需要而长期留置。治疗间歇期，须按照医护人员指示定期维护、冲洗，保持清洁以避免感染。理论上，在没有出现并发症的情况下，护理较好的输液港能长期使用。在实际的临床治疗中，患者不再需要长期静脉高营养等其他特殊药物输注后，根据患者自身意愿，经医生的全面评估后，可取出输液港。

59. 取出输液港的具体流程包括哪些？

输液港取出流程包括：

（1）医生找到输液港底座后，一般使用1%利多卡因于皮下做局部浸润麻醉。麻醉满意后，顺皮肤纹理切开约2 cm切口，显露底座。

（2）沿底座边缘分离底座与周边粘连组织，避免损伤周围重要的血管和神经。

（3）完整游离底座后，找到输液管与底座接口处，钳夹输液管并顺血管方向缓慢拔出输液港。

（4）逐层缝合皮下组织及皮肤，用无菌纱布包扎切口。

60. 输液港取出后还可以再植入吗？

输液港取出后可以再次植入。输液港的植入部位包括颈内静脉、锁骨下静脉、腋静脉、贵要静脉、股静脉等，完全植入式输液港是一种完全植入的、埋植于人体内的静脉输液系统，由中心静脉导管和注射座组成，导管尖端到达上腔静脉与右心房交界处，导管尾部与注射座相连，整个装置完全位于皮下。因此，再次植入输液港前，医生会对个体情况进行评估，确定是否适合进行输液港二次植入手术以及植入部位。这可能涉及身体检查、实验室检查或影像学评估等。

61. PICC/输液港管子那么长，放在身体里会不会痛啊？

输液港在体内通常不会有任何感觉。现在 PICC 一般为硅胶导管或聚氨酯导管，都具备良好的生物相容性，也就是导管植入后与人体组织能够和谐共存，不会引起有害变化。因此，在绝大多数情况下，导管植入后没有疼痛不适。只有极少数情况由于个体差异、疾病状态、导管植入的位置等因素，患者可能出现一些不适。

三、居家护理体系与安全

01 什么叫居家护理？

居家护理，是指由专业护理人员对具有较多复杂治疗、护理和康复需求的居家患者，提供疾病治疗与管理、生活护理、康复护理及功能恢复等专业性、针对性的服务。居家护理旨在促进健康、预防疾病、治疗疾病，从而达到降低再住院率、降低病死率、减少医疗费用、恢复日常生活功能等目的。

我国护理人员需要结合具体国情，创建具有中国特色的居家护理模式，以满足居家患者的专业护理需求，减轻家庭和社会的负担，提高患者和照顾者的生活质量。

02 居家护理体系都有哪些？

目前，美国、加拿大、澳大利亚、日本等国已形成较为成熟的、各具特色的居家护理服务模式。具有代表性的居家护理体系包括：私人及社会保险支付费用、私有机构提供服务的模式（美国模式）；政府支付费用、私有机构提供服务的模式（加拿大模式）；政府与个人共同支付费用、多元化服务提供主体的模式（澳大利亚模式）；保险机构支付费用、多元化服务提供主体的模式（日本模式）。

我国已在长春、深圳等城市开展居家护理试点，但仍处于探索阶段，尚未形成成熟体系。

03. 医院护士能上门进行换药护理或者输液导管维护吗？

目前，我国将居家换药护理或输液导管维护等服务项目统一称为"互联网+护理服务"。患者可以通过"互联网+护理服务"相应的 APP 或者小程序等方式进行网上预约，选择服务的医院和项目，预约后有专业的护理人员确认信息，确认后就会上门服务，服务完成后进行收费，但是费用会比医院贵一点。值得一提的是，目前"互联网+护理服务"仍处于试点阶段，尚未全国推广，因此各类执行标准与方案有待进一步完善与落实，本书以江苏省"互联网+护理服务"试点工作实施方案为主要参考依据进行阐述。

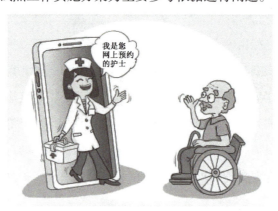

预约护士上门服务

04. 什么叫"互联网+护理服务"？

"互联网+护理服务"主要是指医疗机构利用在本机构注册的护士，依托互联网等信息技术，以"线上申请、线下服务"的模式，为出院患者或罹患疾病且行动不便的特殊人群提供的护理服务，又称网约护士、居家护理、上门护理等。其可通过互联网预约服务、远程服务、移动互联服务、互联网预约社区共享服务等方式得以实现。

05. 我国"互联网+护理服务"模式都有哪些？

目前，我国在"互联网+护理服务"实践中具有代表性的模式主要包括武汉市中心医院模式（H+I模式）、秦淮网约护理模式（H与I融合模式）、"U护"模式（I+H模式）、济源市第二人民医院模式（医院自建模式）等。

（1）H+I模式：一种实体医院医疗资源线上服务的模式，武汉市中心医院是其典型代表，主要形式为线上预诊、线下确诊、线下治疗、线上复诊。截至2020年2月，武汉市中心医院共有90余名护士入驻该平台，共开展"互联网+护理服务"104例，每天接单2~3次，平均每单在280元左右，免费提供健康宣教指导服务。该模式是以医院为主导的院外延伸护理，在满足激增的康复与护理需求、促使优质护理资源下沉、提高基层服务能力和水平方面发挥了积极作用，为"互联网+护理服务"的发展奠定了基础。

（2）H与I融合模式：一种以政府主导、区域化推进、医联体共同提供线上融合服务的模式。该模式通过第三方互联网服务平台进行线上预约，线下服务依靠实体医院硬件平台和医疗服务。居民通过互联网平台即可实现预约"互联网+护理服务"，也可以与医务人员进行沟通，在网上进行专家会诊。以政府为主导的"互联网+护理服务"模式在推进区域服务协同方面的优势比较突出，服务覆盖人群比较广，但对区域信息共享的要求较高；同时，该模式在运行模式、收费机制、管理制度、风险防控等环节更具有合理性和安全保障。

（3）I+H模式：一种由互联网企业发起的集聚各地护士资源的平台服务模式，该模式典型APP为"金牌护士""医护到家""U护"等。护士可在互联网企业平台进行注册，为各地患者提供上门护理服务。主要步骤为：患者通过下载APP，在完善签约式家庭医生服务手续后根据服务需求"叫单"，在线执业护士根据自己的专业特长、距离远近及业余时间安排进行"抢单"。其中，"U护"平台线上开设护士预约、家庭医生及善终关怀内容模块，线下医院为实体医疗机构，以社区卫生服务中心及养老院为主。国家鼓励社会资本进入护理服务领域，市场化的"互联网+护理服务"企业平台陆续注册并成立线下护理站，不断丰富"互联网+护理服务"形式，补充"互联网+护理服务"力量。

（4）医院自建模式：以医疗机构为主体，利用常规通信软件或医疗机构院内空间进行宣教，使护士得以就近选择的服务方式。截至2019年12月，济源市第二人民医院"护士到家"服务运行14个月，接收了1 459单，全国各地25家医疗机构派人前来交流学习，150名经过系统培训并具备居家护理能力的护士入驻该平台。这种模式的优点在于"互联网+护理服务"平台由医院主导建设，使得平台推动力度较大，患者注册比例较高，下单数量较多；难点在于对医院信息技术的要求较高，同时缺乏完整的院内就诊数据作为依据，风险评估过程消耗的人力成本较大。

总体来看，我国"互联网+护理服务"尚处于初步探索阶段，但发展十分迅速，云平台、大数据、物联网、可穿戴设备等正在逐渐改变人们的行为习惯和就医方式。

 "互联网+护理服务"的主要服务人群有哪些？

在江苏省，目前"互联网+护理服务"的试点服务对象为有上门护理服务需求的出院患者、高龄或失能患者、康复期患者、孕产妇、残疾人和临终患者等行动不便的人群。该服务重点面向与基层家庭医生服务团队签约的人群，为其提供上门护理服务。

 对"互联网+护理服务"的机构有什么要求吗？

我国对"互联网+护理服务"机构的资质要求包括：取得《医疗机构执业许可证》，具有互联网信息技术平台并可为开展"互联网+护理服务"提供技术支撑的实体医疗机构。

08 对从事"互联网+护理服务"的护理人员有哪些资质要求？

派出的注册护士应当具备：

（1）至少5年以上临床护理工作经验和护师以上技术职称，能够在全国护士电子注册系统中查询到，接受上岗相关培训（包括家庭病床、相关专科、健康管理等内容）并考核合格。

（2）提供专科护理服务项目的护士应当取得相关专业市级以上专科护士

培训合格证书。

（3）涉及高龄老人、失能患者或有一定技术难度的护理项目，可派出护理员辅助护士工作。

（4）身心健康，有良好的业务素质和职业品德。

（5）任职的医疗机构具备开展"互联网+护理服务"所需条件。

09 "互联网+护理服务"的护理人员是如何进行管理的？

（1）医疗机构定期对提供"互联网+护理服务"的护士开展考核评价，就依法执业、技术能力、规范服务、医德医风等方面进行综合评价。建立退出机制，对于有违反相关法律法规、不良执业行为记录的护士，经相关职能部门核实审查认定，应予以清退。

（2）医疗机构开展"互联网+护理服务"应建立专门病案，纳入电子病历管理，并根据相关规定进行归档。

10 "互联网+护理服务"的主要试点服务项目有哪些？

不同省份有不同的规范要求。在江苏省，目前"互联网+护理服务"的试点服务项目主要包括线上服务项目、线下服务项目以及线上、线下同步开展的服务项目。其中，线上服务项目包括慢病个案管理和健康促进项目（如脑卒中康复管理项目、慢性心衰自我管理项目、糖尿病管理项目、慢性阻塞性肺疾病管理项目、高血压管理项目等）；线下服务项目包括常见临床护理项目（如生命体征测量、留置/更换导尿管、物理降温、标本采集等）和中医护理项目（如穴位敷贴、耳穴贴压、中药热熨敷等）；线上、线下同步开展的服务项目包括康复护理指导、安宁疗护指导项目等。

《"互联网+护理服务"试点工作实施方案》中患者及家属有哪些义务？

按预约时间做好准备工作，配合护士完成相关工作。

执行居家静脉导管维护等"互联网+护理服务"时的环境应符合哪些要求？

执行居家静脉导管维护时的环境要求包括：

（1）环境安静、清洁。护士在上门前应通知家属清洁房间，湿扫地面，拖地，用湿布擦拭桌椅、家具，清洁后开窗通风20~30分钟，净化空气；在操作中告知家属不要在室内抖动衣服、捅炉子、铲灰等，避免引起灰尘飞扬。

（2）空间应安全、宽敞、便于操作。

（3）环境温度、湿度适宜。操作环境最好控制在18~22℃，湿度50%~60%。

 家属可以代替患者本人预约服务吗？

可以。只需在预约时注明并准确填写患者本人相关信息，按照要求提交即可。

14 居家护理服务中会存在哪些常见护理安全问题？

居家护理服务中常见的护理安全问题包括：

（1）信息安全问题：注重移动应用的信息安全保护工作，防止信息泄露，确保个人医疗健康信息安全。

（2）技术安全问题：包括各项制度不健全，护理操作不规范。我国目前尚未形成统一的"互联网+护理服务"法律法规，具体法律依据有待进一步完善。

（3）医疗废弃物的处理不规范问题：由于居家护理服务中医疗废弃物的监管制度不健全，患者及家属不能认知和遵照执行，往往使废弃物不能妥善处理，流入社会，从而为疾病的传播留下隐患。

15 应如何管理"互联网+护理服务"中的医疗废弃物？

在护理服务中产生的医疗废弃物也需要规范管理。护理人员需要向患者或家属做医疗废弃物回收管理的宣教，告知医疗废弃物流落外面将对社会和健康造成严重的危害和影响，根据患者及家属的认知能力耐心讲解处理废弃物的方法及注意事项。例如，根据医疗废弃物分类规定进行分类收集，使用专用废物袋、利器盒等专门的容器存放，将医疗废弃物暂放在家中不易触及的安全地方，待初诊护理人员收集带回或送社区卫生室。必要时护士操作演示，家属再演示一遍。医院为出诊医护人员配备专用助动车、废弃物回收箱并带有安全链条锁，以免发生废弃物丢失现象。按照医疗废弃物处置登记内容建立登记本，准确反映家庭病床医疗废弃物的来源、种类、重量或数量、交接时间、处置方法、最终去向、责任人等要素，资料保存3年。

第二部分 PICC居家护理篇

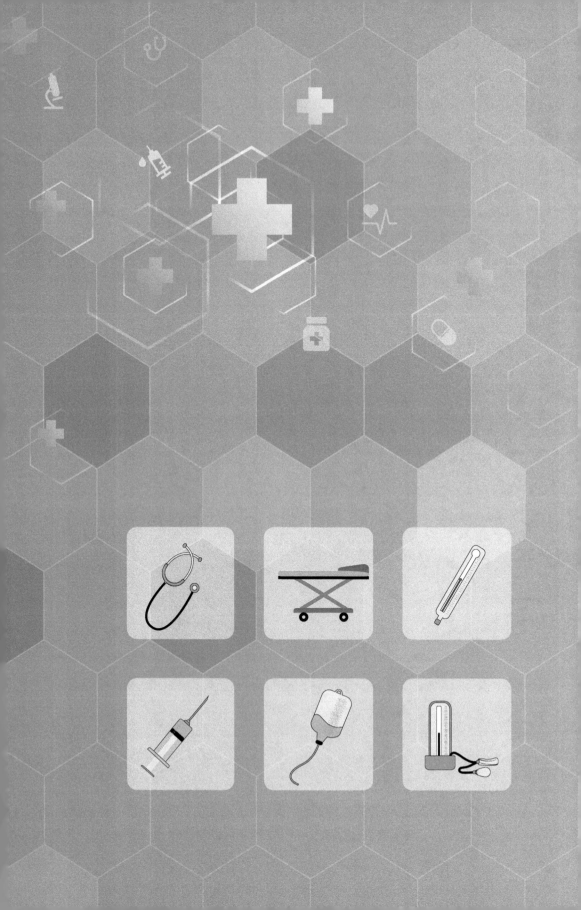

一、PICC 的居家维护

01. PICC 带管回家时,护士指导说需要到专业机构进行定期维护是指什么?

PICC 置管后定期维护一般指在治疗间歇期间,PICC 应至少 7 天维护一次,维护的内容包括消毒和更换透明敷料、更换输液接头、冲洗导管等。除此之外,PICC 门诊护士还会帮助观察、处理 PICC 相关并发症,如导管堵塞、置管处局部感染及置管肢体水肿、感染等。

02. 准备去医疗机构进行 PICC 维护,需要带些什么?

PICC 维护手册很重要,居家时一定要保管好。手册中记录了置管的时间、置入长度、臂围以及维护的时间等资料,这些资料可以协助护士判断管路的状况。此外,苏州市内的 PICC 维护手册在各医院内通用,也就是说当患者需要到不同医院的 PICC 门诊进行维护时,通过出示此手册,可以起到交接作用。

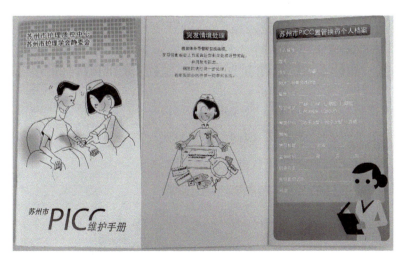

苏州市 PICC 维护手册

03 如果不能按时去医院维护，PICC 超期维护会有什么后果？

超期维护会增加 PICC 相关并发症的风险，尤其是堵管与感染的风险。根据目前静脉治疗护理技术操作标准，在治疗间歇期间 PICC 应至少 7 天维护一次。如果超过 7 天没有进行维护，有可能因为出汗、皮脂分泌导致敷料固定不牢，增加导管脱出的风险；还有可能因为部分血液反流至导管管道致导管内形成血栓。维护时还会更换肝素帽以及伤口敷料，以预防感染，避免使用时间过长造成肝素帽及伤口敷料污染，从而增加输液安全性。定期对 PICC 进行维护，可帮助延长使用寿命，如果插管处出现渗液、红肿等情况，应该及时告知医生并及时进行相应处理。

04 PICC 能否用于增强 CT 造影剂的注射？

增强 CT 或核磁共振检查过程中需要高压注射造影剂，但目前市面上不是所有的 PICC 都是耐高压导管。如果是非耐高压导管，是不能够承受高压注射的压力的，容易造成导管破裂。因此在增强影像检查前，一定要与医护人员确认自身所置入的 PICC 是否为耐高压导管。如果为耐高压导管，还需要明确导管无堵管、功能良好、无破损等异常，确认穿刺点局部及穿刺侧手臂无红、肿、热、痛等不适，方可进行使用。

05 为什么 PICC 维护时几乎都是使用透明敷料固定？

因为透明敷料固定牢固，便于观察，可以满足每 7 天更换 1 次的需求，因此在无禁忌证的情况下，PICC 首选透明敷料进行固定。INS 实践标准中明确规定 PICC 宜常规使用透明敷料固定。

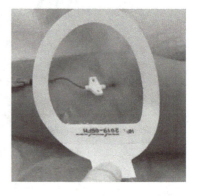

透明敷料

06. 可以在 PICC 置管的同侧手臂抽血吗？

尽可能避免从有 PICC 的一侧手臂抽血。

（1）PICC 置管需要经过皮肤穿刺，一般不能在置管侧的手臂静脉进行抽血、输液等操作，以免导致穿刺部位出血而引起感染。

（2）在置管侧肢体进行抽血，还可能存在因误伤导管而导致导管破裂等风险。

07. 若静脉条件不好，可以从 PICC 采血吗？

不建议常规从 PICC 采血。静脉采血是临床护理工作中采集血液标本的最基本操作，是诊断疾病、监测病情变化及预防并发症的重要措施。世界卫生组织目前推荐的采血方法是经外周静脉穿刺采血。血液标本要根据不同的检验项目进行采集，标本采集的部位有标准规范，每一个环节都可能影响到标本质量，操作不当可能引起实验室检测结果误差，导致临床诊疗决策错误，甚至危及患者安全。

由于 PICC 常规封管用 1：（10~100）肝素或者生理盐水，经 PICC 管路采血可导致血液中原有物质被稀释，检测结果假性降低，而与输入成分相同的物质检测结果假性增高（常见血钠、血氯、血钾、血糖等），所以指南上不建议常规从 PICC 采血进行血标本的检验。

目前尚未见我国使用 PICC 获取静脉血标本的可行性研究的相关权威报道。经 PICC 采血时，管腔内残液可能会影响检测结果，同时可能增加导管堵塞和感染的风险。因此，当静脉条件不好时，可以考虑从外周静脉如正中静脉、头静脉及贵要静脉采血，不建议常规从 PICC 采血。

08. PICC 带管居家期间，如何自行观察导管有没有问题？

可以遵照"一量三摸六看"的原则观察导管可否正常使用。

"一量"：每日测量双侧上臂肘横纹上 10 cm 处的臂围，每次测量后记录，与之前测量的臂围做比较，若上臂围增加 2 cm 以上，可能会有早期血栓的风险，应尽早前往医院做 B 超，查看是否有血栓形成。

"三摸"：一摸，触摸穿刺点周围；二摸，摸皮肤有无硬结、肿胀，摸手臂、肩部、颈部、锁骨区是否肿胀；三摸，触摸接头处（肝素帽或无针接头）有无松动。

"六看"：一看穿刺点皮肤是否发红、渗血、渗液、有分泌物；二看导管里有没有回血，导管外是否有反折、破损、打结；三看肝素帽或无针接头里是否有血液或异物，是否破损；四看导管外刻度是否发生变化；五看贴膜下皮肤是否有皮疹、水疱、破损、过敏，接头下是否有皮肤受损；六看贴膜是否有污染、松动、卷边、破损、潮湿等情况。

09 PICC 置入后可以在其他医疗机构使用吗？

可以。由于 PICC 使用时操作比较简单，临床普及率较高，只要经过培训的执业护士就能进行相关操作，在导管正常维护的前提下，有所需要时就可以被及时启用。然而因输液港的临床普及率相对较低，操作维护需要经过专业培训的医护人员执行，专用无损伤针也并非所有医院都配备。因此，输液港有时无法在第一时间被及时启用。

10 什么时候才能拔除 PICC 呢？

目前公认的拔管指征有：① 治疗不需要该导管时可以拔除；② 如果导管的功能已经丧失，即不能进入液体，则需要拔除；③ 如果导管位置存在异常，则需要拔除；④ 如果 PICC 已经合并相关感染，带管者已经出现发热、疼痛等症状，要立即拔管。

11 PICC 到期了可以继续使用吗？

一般建议到期拔除，以免发生并发症。PICC 留置时间不宜超过 1 年或遵照产品说明书。超期使用的 PICC 由于导管的老化，有断裂引起肺栓塞的风险；超期使用，易形成蛋白鞘，导致拔管困难；同时，还有血栓形成的可能。

12. 拔除 PICC 需要去医院吗？

需要携带 PICC 维护记录本至有相关资质的医疗机构拔管，不可自行在家拔管。PICC 拔管并不是一件简单小事，尤其是留置时间较长的导管。PICC 拔管有规范的流程，正确地拔管可以有效避免血管损伤。另外，拔管过程中可能出现的危险并发症有导管断裂在体内、空气栓塞、血栓脱落造成肺栓塞等，在医院拔管可以有效地进行并发症的观察与处理。

13. PICC 拔管后回家需要注意什么？

PICC 拔管后须用无菌敷料覆盖 24 小时，在此期间如敷料脱落请至医疗机构处理，如需洗澡请保持敷料干燥，拔管后贴在置管处的敷料要在 24 小时后摘掉；拔管后 1 周内不要提或者抬重物，避免穿刺点再次出血；穿干净的棉质衣服，袖口不要太紧，要选择宽松的衣服；若穿刺点处出现红、肿、疼痛应及时到正规医院进行维护及检查；PICC 拔除后，建议观察 3 天拔管处穿刺点的恢复情况，如果皮肤创口已经愈合、结痂、没有感染，那么就可以正常洗澡了。

二、PICC 携带者的日常生活护理

01. PICC 带管回家后，在日常生活中需要注意什么？

PICC 带管期间需要注意以下事项：

（1）在平时生活中，应该穿宽松的衣服，使用便于取下的网套或者冰袖等固定导管外露部分以保证可以及时观察穿刺部位，不要使用弹性或非弹性绷带。

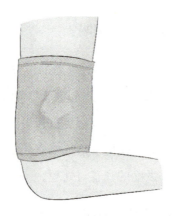

使用网套保护导管

（2）注意个人及家庭卫生，保持室内清洁，定时开窗通风和消毒，夏季要保持室温适宜，不可盆浴，避免出汗、潮湿等导致贴膜松脱，如贴膜松脱应及时到医院进行维护。

（3）避免置管侧手臂提过重的物体（不超过 5 kg），或做引体向上、托举哑铃等持重锻炼，避免游泳、打球等，禁止手臂大范围地用力旋转。

（4）PICC 留置不得超过 1 年，且需要定期维护，应至少每 7 天到专业门诊进行维护一次，进行导管维护时，请携带 PICC 维护手册。

（5）若 PICC 带管者无心脏疾病，每日应饮水 2 500 mL 以上，以预防血栓的发生。

（6）注意观察导管周围有无发红、疼痛、肿胀、胶布过敏以及分泌物等情况，如有异常应及时到医院请专业护士处理。

02 PICC 带管居家生活对饮食有要求吗？

在携带 PICC 生活的过程中，注意饮食种类要均衡，饮食要清淡，避免吃辣椒、生姜等刺激性的食物，尽可能控制炸鸡、汉堡等油脂含量比较高的食物的摄入量。在没有饮水禁忌证的情况下，每日应饮水 2 500 mL 以上，戒烟、酒，将血脂、血糖、血压等控制在理想水平，否则可能会导致血栓等并发症的发生。

03. PICC 带管期间可以骑车或开车吗？

日常骑车或开车是被允许的，但应避免剧烈运动与手臂抖动，以及活动后大量出汗，这些会导致 PICC 贴膜潮湿、松脱、脱管等。

04. PICC 带管期间可以坐飞机吗？

在置入 PICC 后，一般不建议坐飞机，因为在飞机上升以及下降的过程中，气压的变化可能会导致导管出现移位的情况，从而引起导管堵塞，导致患者出现局部疼痛、肿胀等不适症状，严重时还可能出现血栓。因此，建议置入 PICC 后多休息，尽量选择陆地上舒适的交通工具。

05. 手臂上留置了 PICC，可以打球吗？

一般不建议使用置管侧手臂打球。打球（羽毛球、篮球、排球、乒乓球等）属于剧烈运动，PICC 置管侧手臂剧烈活动容易发生导管移位、出血等并发症。

06. 手臂上留置了 PICC，可以抱小孩吗？

不建议使用置管侧手臂抱小孩，小孩体重一般会超过输液指南建议的重量标准，容易引发导管移位。

07. 手臂上留置了 PICC，锻炼身体时可以做引体向上吗？

带管期间一般不建议做引体向上，容易引发导管移位。

08. 手臂上留置了 PICC，锻炼身体时可以托举哑铃吗？

带管期间一般不建议托举哑铃，容易引发导管移位。

09. 留置 PICC 期间可以游泳吗？

带管期间不可以游泳。泳池里的水会浸泡到 PICC 的无菌区，可能会引起导管感染。另外,游泳会使敷料松动,从而导致导管脱出。并且选取如自由泳类泳姿时,手臂大幅度甩动易导致导管移位。

10 留置 PICC 的手臂可以测血压吗?

不建议在置管侧进行血压测量。因为在测血压时血管压力增大,阻碍血液回流,同时导管被过分挤压可导致堵塞或受损。另外,如果携管者处于化疗后骨髓抑制期,血小板可能降低,在 PICC 置管侧测量血压可能会因长期受压导致穿刺点渗血,增加维护的频次与费用。

11 PICC 带管居家期间,护士让注意观察置管侧臂围,应如何测量?

在固定时间如每日晨起或者睡前测量臂围,测量方法如下:

(1)体位:取舒适平卧位或半卧位,脱掉手臂衣物,充分暴露手臂。

(2)手臂外展:在手臂下垫小垫子,手臂外展呈 10°。

(3)选择测量部位:找到肘横纹,将皮尺"0"点放置于肘横纹垂直向上 10 cm 处,即为需要测量臂围的位置。

(4)开始测量:将皮尺围绕手臂一圈,松紧适宜,不可过紧或过松,尽量同一人进行测量。

每次需要同时测量双侧臂围记录并进行对比。

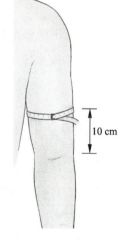

皮尺测量臂围

12 PICC 带管回家后,置管的手臂可以做哪些功能锻炼?

(1)手指伸展运动:五指依次做伸屈活动,每日 2 次,每次 3~5 分钟。

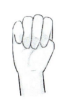 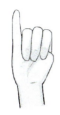 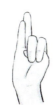 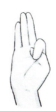 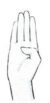 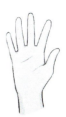

手指伸展运动

（2）上臂旋腕运动：上肢缓慢上举过头，同时配合手腕内外旋转运动，每日 2 次，每次 5~10 分钟。

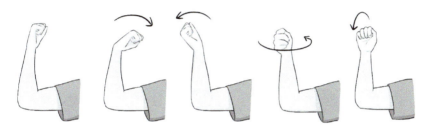

上臂旋腕运动

（3）屈肘运动：肘部屈伸运动，每日 2 次，每次 5~10 分钟。

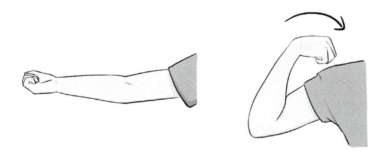

屈肘运动

（4）旋腕运动：上下活动手腕，配合内外旋转活动，每日 2 次，每次 5~10 分钟。

 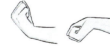

旋腕运动

（5）抓握运动：手握握力球向上，握紧握力球（保持10秒左右），放松握力球，此为1次，10~15次为1组，每日2~3组。

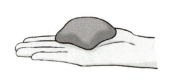
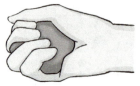
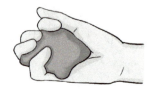

抓握运动

以上均为推荐活动量，具体以自身不劳累为准。置管侧上肢可进行日常活动，在做上肢功能锻炼时避免过度伸展、旋转及屈肘。

13. 手臂上留置了PICC，穿脱衣服不方便怎么办？

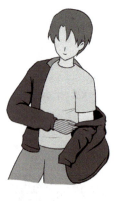
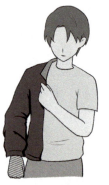
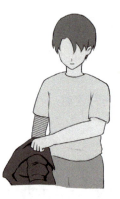

脱衣服示范（阴影侧带管）

选择衣袖不要过紧、袖口尽量宽松一些的衣物。穿脱衣时动作轻柔，别急别慌，注意不要将导管勾出或拔出。穿衣时，先穿患侧衣袖，再穿健侧衣袖；脱衣时，先脱健侧衣袖，后脱患侧衣袖。有条件的话，可以借助网套或者冰袖等对PICC贴膜进行保护，避免穿脱衣时发生意外。

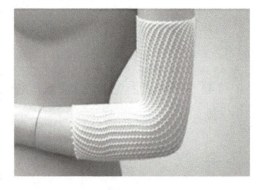

网套固定

14. PICC 带管期间能洗澡吗？

PICC 带管期间是可以洗澡的。在 PICC 置管后可淋浴，但应避免盆浴、游泳、泡温泉；淋浴前做好准备工作，用保鲜膜在穿刺点上下 10 cm 处包裹 3 层以上，上下边缘用胶布贴紧，并抬高穿刺侧肢体，不要浸湿导管及贴膜，淋浴后尽快用干毛巾擦干。也可以选用专用的 PICC 防水套。

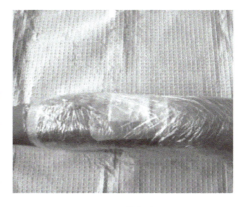

使用保鲜膜包裹

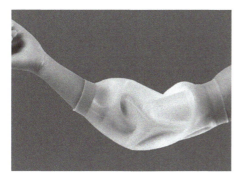 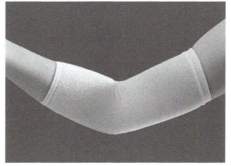

PICC 专用防水套

15. PICC 置管侧手臂不太敢活动，若活动需要注意什么？

置管侧的手臂完全可以活动。及时、有效的手臂活动可以增加血流，防止血栓的发生。PICC 置管后即可进行带管手臂的抓握活动：30 下/次，4 次/天；置管 4 小时后可做屈肘伸臂动作；置管后 24 小时内手臂尽量不做剧烈运动，可做远端肢体的按摩、抚触，使肌肉放松；置管 24 小时后可适当做手臂舒缓圆周运动，以及握拳、松拳、梳头、摸耳等动作以增加导管的顺应性；置管侧肢体避免进行负重、过度外展、上举、旋转等运动，不可长时间屈肘及用力等。

16 为什么 PICC 置管侧肢体不能提重物？居家时要注意什么？

留置 PICC 侧的手臂提重物可能导致导管移位等并发症的发生，因此置管的手臂不可以拎重物（≥5 kg），或做类似的负重活动，如背包、抱小孩、拖地、拄腋下拐杖等。

17 PICC 带管居家期间，能做家务吗？

PICC 置管后不影响带管手臂的正常活动。可以做一般家务，如烧菜、煮饭、洗碗等；也可以做适当运动，如弯曲、伸展、握拳活动等，以增加血液循环，预防并发症的发生。但应注意避免带管侧手臂剧烈活动，如打球、提重物（≥5 kg）、拄拐、做引体向上等。避免可能会打湿贴膜的活动，如游泳等。

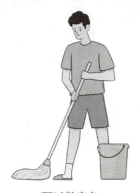

可以做家务

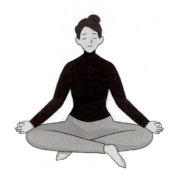

可以做柔和运动

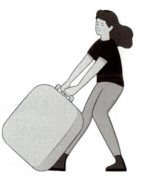

严禁提 5 kg 以上的重物

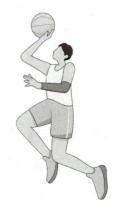

严禁剧烈运动

18. PICC 带管期间，可以侧卧睡吗？

PICC 带管期间一般可以侧卧睡，但携带 PICC 的一侧侧卧时间不应过长，以免压迫带管侧手臂造成肿胀；需要注意避免管路有压迫、曲折，勿做屈肘动作，以免管路折断，造成管路脱落于静脉内，引起不必要的损害。

三、PICC 并发症的居家管理

01. PICC 带管的日常生活中出现哪些情况，需要立即去医院处理？

PICC 带管期间发生以下情况时，需要立即去医院进行处理：

（1）导管断裂或破损。
（2）敷料污染、松脱。
（3）体内导管外滑，外露长度增加。
（4）血液回流至外露导管内。
（5）置管侧手臂麻木、肿胀，臂围较对侧肢体增大超过 2 cm、颈部肿胀。
（6）穿刺点出现红、肿、热、痛，导致置管侧肢体活动受限。
（7）不明原因发热，且体温高于 38 ℃。
（8）无诱因突然感觉气短或胸痛。

如果出现上述情况，请不要犹豫，立即到医院接受专业处理。

02. PICC 带管居家期间，需要关注哪些方面的问题？

（1）穿刺点：每天观察导管穿刺点有无发红、渗血渗液、分泌物及压痛等症状。
（2）导管：每天观察导管置入刻度、导管有无打折等情况。
（3）敷料：每天观察敷料有无卷边等情况。

（4）皮肤：每天观察穿刺处皮肤有无发红、发痒等，穿刺侧肢体有无肿胀及皮肤颜色改变等。

（5）输液接头：有无松动、脱落。

03. 带管回家后发现 PICC 接头松动/脱落怎么处理？能将脱落的接头重新连接吗？

输液接头松动可以立即拧紧；如输液接头脱落，须将导管暂时折叠并用胶带固定在皮肤上或用橡皮夹夹住，立即前往医院处理，切忌不可以将脱落的接头重新连接。

输液接头包括肝素帽、无针接头和三通接头等。肝素帽由乳胶塞、收缩膜和端帽组成，在无针接头发明之前，通过针头与注射器或输液器等连接用于给药，目前主要作为间歇给药时导管端口的保护装置来使用。无针接头是无针输注系统的重要组件，主要用于连接血管导管端口与输液器、注射器等给药装置以进行给药，或者作为治疗间歇期血管导管端口保护装置使用，根据冲封管操作结束注射器与接头断开连接时接头内部瞬时压力的变化，分为正压、负压、平衡压和抗反流接头。

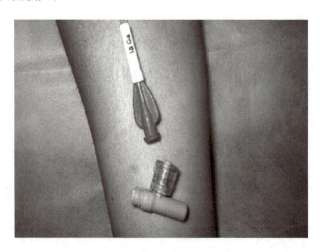

输液接头脱落

04. 带管回家后发现 PICC 滑脱出来一些，能否自行将导管送入体内？

如果发现 PICC 滑脱出体外较长一段，切勿再送入体内，以免将体外的细菌带入体内，应用无菌透明敷料将滑脱出的导管固定，并立即前往医院就诊，专业护士会根据导管滑脱出体外的长度等情况对导管进行修剪或进行原位置换术。导管滑脱程度分级见表 2-1。

表 2-1 导管滑脱程度分级

脱出程度	脱出体外长度	导管末端位置
轻度	<5 cm	部分脱出，其尖端仍在上腔静脉内
中度	5~10 cm	部分脱出，其尖端位于锁骨下静脉内
重度	>10 cm	部分脱出，其尖端位于外周静脉内；或导管完全脱出

PICC 管路留置期间，如果观察到导管外露的长度发生改变，输液时发生滴速改变，听到滴水或流水声，出现颈部胀痛感、胸闷、气促、心慌等不适，接通液体时置管口有渗液等情况，应高度怀疑导管尖端移位。有导管移位征象时，经 X 线胸片、CT、核磁共振、数字减影血管造影等检查均可确定导管末端位置，判断导管末端位置是否过浅、过深或导管是否在血管内反折。

PICC 移位预防措施：每日观察且每周监测导管外露长度，并与插入时所记录的长度相比较，注意每次测量时的起点要有效并且固定。置管后应避免置管侧肢体剧烈运动，如进行扩胸、引体向上、托举哑铃等活动。尽量减少导致胸腔内压力增加的活动，如用力排便、提重物等。

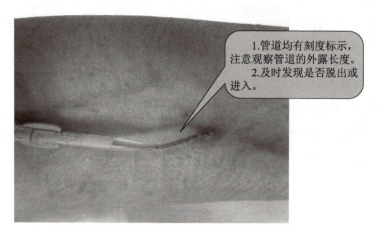

导管滑脱

如果导管滑出体外 3 cm 以上,需要重新定位导管位置:如导管尖端位于颈内静脉,可输注常规液体;如位于外周静脉,建议拔管。

05 PICC 带管回家后突然发现导管滑脱出来了,该怎么办?

如果发现 PICC 滑脱出来了,请不要慌张,可按照以下几步处理:

(1)当发现导管从血管中脱出时,首先检查导管是否完全脱出,不可将脱出的导管再回纳入体内。

(2)如果导管脱出部分较少、贴膜脱落,则首先固定好导管,防止导管继续脱出,立即到医院请专业护士处理。

(3)如果导管脱出太多,专业护士会根据情况对导管进行修剪,必要时重新置管。

(4)当导管全部脱出时,立即压迫穿刺点止血,携带脱出的导管到医院请专业护士处理。

06 穿衣服时不小心把 PICC 拉出来一部分,该怎么办?

当不小心把置入的 PICC 拉出体外较长一段时,不能盲目自行插入,应当尽快使用无菌透明敷料对拉出的导管进行固定,并到医院就诊。专业的护士会根据情况对 PICC 进行修剪或者重新置换导管,或根据具体情况进行疏通和处理。如果发生导管断裂的危急情况，应该立即停止手臂活动，保持冷静，在体外把导管的残留端反折并按压住，以最快的速度前往医院进行处理。

07. 带管回家后发现 PICC 内有回血，应该怎样处理？

残留在肝素帽或导管里的血液对患者并无伤害，但是它有可能会增加感染及导管堵塞的风险。所以，如果发现 PICC 内有血液，应尽快前往医院冲洗导管。PICC 的三向瓣膜设计可有效防止回血、进气。但当胸腔内压力增高时，血液可回流到导管内，常见原因为剧烈咳嗽、长时间下蹲、恶心、呕吐等，所以平时应尽量避免以上情况。

08. PICC 带管回家后该如何预防导管内回血？

（1）带管的手臂避免过度频繁弯曲、伸展，如拖地等。
（2）避免提超过 5 kg 的重物（约一个装满水的暖水瓶的重量）。
（3）避免大量做手臂旋转运动。
（4）避免剧烈咳嗽、剧烈呕吐、用力解大小便等使静脉压力增高的动作。
（5）带管期间穿脱衣服、活动时避免牵拉导管，防止导管脱出增加回血的概率。

09. PICC 带管居家期间，怎样才能预防导管在体内不发生移位？移位原因有哪些？

PICC 在使用的过程中，带管者进行日常生活及功能锻炼时均有可能会出现导管移位等并发症。在置管后及带管期间，须重视换药，保持穿刺点局部的清洁、干燥，敷料潮湿或松脱时应及时到医院换药；可采用思乐扣固定 PICC；穿衣、脱衣时应谨慎；避免游泳等剧烈运动，也不适宜提重物和做一些反复屈肘等大幅度的动作；应提高预防意识，避免太过激动、暴躁；避免剧烈呕吐、咳嗽、便秘；纠正不良的睡姿等。

PICC 移位的常见原因有：解剖变异，腔静脉粗大、开口位置不一；体位不当，过度牵拉置管侧颈静脉及颈部组织；导管置入长度不够，如导管尖端在上腔静脉入口处；胸腔压力增高，如剧烈恶心、呕吐、咳嗽、呃逆等症状导致导管移位于颈内静脉或其他静脉；肢体活动过度。

10. PICC 带管回家后突然发现导管周围贴膜松了，该怎么办？

当 PICC 贴膜出现松动时，请勿过分紧张，不要私自用透明胶等非皮肤黏合物覆盖贴膜或导管，但是需要对导管做简单固定，预防 PICC 因贴膜松动意外脱出，然后马上前往就近的医院进行维护。

11. 带管回家后感觉 PICC 穿刺的地方有点痛，是怎么回事？

通常在置管后 1 周内，置管时穿刺处由于破皮损伤会有轻度疼痛感，随着伤口的逐渐愈合，疼痛感会逐渐减轻。导管留置期间正常情况下穿刺处不会疼痛，如果出现持续疼痛且局部发红、肿胀、皮温增高，甚至有脓性分泌物，应警惕出现感染、血栓性静脉炎等；如果只是疼痛不伴有上述其他症状，也可能是个体与导管组织相容性差等问题，导致出现局部的炎症反应。导管留置期间出现上述情况时均须尽早至正规卫生机构进行鉴别处理。

目前，PICC 置管大多采用超声引导下改良塞丁格技术进行穿刺，是国际上比较先进的 PICC 置管方法。在超声引导下用较细的针进行穿刺，在穿刺前局部给一点点麻药，然后置入导丝，再在导丝的引导下置入带扩张器的微插管鞘，撤出扩张器和导丝后，再通过微插管鞘置入导管。由于全程可视化，大大提高了穿刺成功率，基本可以做到一针见血。所以在整个操作过程中，患者一般不会有强烈的疼痛感，基本上跟平时抽静脉血（采血化验）的感觉差不多，相比于锁骨下静脉和颈内静脉置管，PICC 创伤更小、更安全。

12. PICC 带管居家期间，突然感觉导管周围皮肤瘙痒，是怎么回事？

当 PICC 穿刺点周围的皮肤出现瘙痒时，不要慌张。这可能是皮肤对贴膜、消毒剂过敏，或者是对导管过敏，应避免抓挠。如瘙痒严重，请及时到医院就诊。

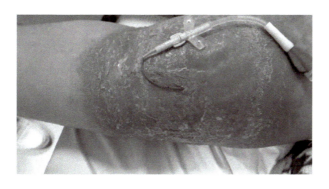

导管周围皮肤瘙痒

13. 发现 PICC 透明敷料周围出现散在的小水疱，该怎么办？

皮肤对胶布过敏起水疱可以通过避免接触过敏原、药物治疗、抽液等方式缓解，同时注意保护患处，避免起水疱部位受到压迫、摩擦，也要注意不要沾水，避免抓挠，并及时到医院就诊，专业护士会根据情况进行处理。对于较小的水疱，建议保持其完整性，促进水疱自行吸收；当水疱发生破溃时，可用碘伏棉签消毒，保持局部干燥，预防感染。如果因胶布过敏引起的水疱较大，也可以对皮肤局部进行消毒，再使用无菌注射器将水疱中的疱液抽出，使其干瘪，可以对恢复起到有利作用。

14. 带管居家期间，感觉固定 PICC 的敷料下皮肤发痒发红，这是什么原因？该怎么办？

这可能发生了皮肤过敏，表现为 PICC 与敷料接触处出现各种各样的皮炎、湿疹、荨麻疹等现象，会有局部不适感，但不要紧张，请尽快至医院进行处理。

PICC 导致皮肤过敏的常见原因有以下几点：

（1）性别因素：一般认为女性比男性更易产生皮肤刺激反应。

（2）过敏体质：体质敏感的患者，特别是经过放疗、化疗治疗后皮肤敏感性增加，易发生过敏样改变。

（3）季节因素：夏季天气炎热，汗液分泌明显增多，增加了对置管处皮肤的刺激。

（4）透明敷料：部分带管者皮肤对透明敷料上的黏胶过敏，易出现接触性皮炎。

（5）消毒剂：部分带管者由于使用某些消毒剂而出现穿刺肢体局部皮肤过敏。

PICC致皮肤过敏的预防及处理：

（1）按时换药，一般1~2周就会好转。

（2）夏季保持PICC穿刺局部皮肤的清洁、干燥；注意休息，避免在高温、高热下进行户外活动，以免出汗过多。

（3）注意饮食调理和生活起居，进食营养丰富、清淡、易消化的食物，多吃蔬菜水果，多喝水，忌辛辣刺激性食物。

（4）当出现贴膜下汗液浸湿、瘙痒、红斑等异常情况时，不要抓挠，赶紧到医院进行处理。

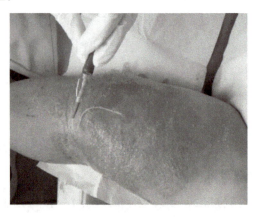

导管周围皮肤出现皮炎

15 若平时对透明敷料有过敏现象，在PICC维护时有没有办法避免呢？

除了透明敷料，还有纱布敷料、治疗性敷料可供选择，或者多种功能性敷料组合应用。INS实践标准中明确规定，因透明敷料固定牢固，便于观察，可以每7天更换1次，因此PICC宜常规使用透明敷料固定。但是普通透明敷料透气性及吸水性较差，在夏季或潮湿环境中使用容易引起穿刺点及周围皮肤发红并诱发湿疹，是导致过敏反应的重要原因之一。目前临床除了普通透明敷料，使用最多的是IV3000型透明敷料，该贴膜内面为点状涂胶，涂胶层占贴膜面积的75%，所涂的是低敏感性粘剂，可有效减少皮肤过敏反应的发生。选择亲肤性、透气性更好的敷料，对预防PICC相关性皮炎有很大帮助。

在换药时也可以使用皮肤保护剂，它是一种液态皮肤保护膜，INS推荐应用皮肤保护剂来预防医用黏胶相关性皮肤损伤。但其不能替代传统的固定贴膜，只能与之配合应用。目前，临床应用的伤口保护膜不含乙醇配方，成分为不刺激伤口的多分子聚合物溶液，可在皮肤上迅速形成一层透明、透气、防水的保护膜。研究表明，采用伤口保护膜联合透明敷料可以治疗及预防局部皮肤过敏。

16. 为什么固定PICC不选择透气性好的纱布敷料？

虽然纱布敷料可以避免易由透明敷料引起的过敏及湿疹的出现，但纱布敷料固定牢固性较差，更换频率高，易增加意外脱管、感染等并发症的发生。目前临床上应用的纱布敷料主要有两种：无菌纱布和带有框架涂胶结构的纱布敷料。这两种敷料在INS实践标准中都明确要求每48小时更换1次，较透明敷料更换频率高，且固定牢固性不佳。由于新型功能性敷料越来越多地应用于PICC维护，现在单纯应用纱布敷料固定导管有时不能满足治疗的需求，更多的是将纱布敷料与透明敷料或其他敷料配合应用，从而有效地预防医用黏胶相关性皮肤损伤，以达到协同治疗、加速促进皮损愈合的目的。因此，固定PICC不将纱布敷料作为首选。

17. 可以选择新型葡萄糖酸氯己定抗菌透明敷料固定PICC吗？

PICC置管后无活动性出血、穿刺点周围皮肤完好时即可使用新型葡萄糖酸氯己定抗菌透明敷料，其由透明敷料和凝胶衬垫组成，经过美国食品药品监督管理局（FDA）认可，可安全、有效地降低中心导管相关血流感染，同时也能有效抑制皮肤表面微生物，降低局部感染发生概率。其吸收渗血、渗液的能力均强于普通透明敷料，其吸收量可达自身体积的 3 倍，而且在吸附液体的状态下仍可以维持其抗菌作用和透明度，可 7 天更换 1 次，能有效降低费用。

18. PICC 置管后发现导管穿刺点部位会有液体流出来，这是什么原因导致的？该怎么办？

PICC 穿刺点渗液的原因主要有三方面，可以根据具体的原因由医护人员选择相应的处理办法。

（1）纤维蛋白鞘形成：纤维蛋白鞘形成后，可包裹部分导管，从而导致输液时液体流向发生改变。此类情况须由医护人员使用尿激酶进行溶栓治疗，并密切注意日常护理干预，带管侧的肢体酸痛、肿胀症状及穿刺处渗血、渗液等症状可明显好转。

（2）低蛋白血症：低蛋白血症可能会造成血浆胶体渗透压降低，从而导致液体向血管外渗出，形成皮下水肿，渗液顺穿刺处渗出体外。此类情况说明机体发生了低蛋白血症，需要遵医嘱适量补充人血清白蛋白，同时根据病情酌情鼓励高蛋白饮食，以缓解穿刺点渗液的症状。

（3）体内导管破裂：导管于穿刺点下、血管外的位置发生破损，输注液体时液体可从导管破裂处顺穿刺点流出体外。此类情况多可进行血管造影检查明确，并根据检查结果及时修剪或者拔除导管。

19. PICC 置管后发现穿刺点发生了渗液的情况，需要经常来医院换药，有什么好的解决办法吗？

护理人员会根据患者的情况选择治疗性敷料，如水胶体敷料（如安普贴）等。安普贴由聚氨酯衬、水胶体和保护纸构成，也属于水胶体敷料的一种。水胶体敷料由亲水性高分子颗粒与橡胶弹性体混合加工制成，能够有效清理创面并吸附渗液，同时还具有自粘特性，便于固定，减少非计划拔管的发生率。此外，它还含有内源性酶，能促进纤维蛋白溶解，为皮肤愈合提供湿性愈合条件；而良好粘附性提供的密闭环境可避免细菌入侵，有利于巨噬细胞清除坏死组织，同时半透明贴更便于观察皮肤情况。

20. 居家期间发现 PICC 体外断裂，该怎么办？

发现 PICC 体外断裂时，立即弯折导管。如果所剩长度不够弯折，可将导管从穿刺点部位小心地拔出 3~5 cm，随后弯折，并用胶带固定到手臂上，前往医院寻求专业处理。

21. PICC 体内断裂时应该怎么处理？

居家期间发现 PICC 体内断裂，应将患肢制动，采用止血带及类似橡皮筋类绳索，在不影响血运的情况下，系紧上臂，固定断管以防其滑入体内，从而防止断裂导管进一步随血液流动，之后立即前往医院处理。

22. PICC 置管不久回家后发现穿刺处有点出血，但血液凝固成痂、贴膜无松动，可以等到维护时再去医院吗？

PICC 刚置管后因伤口未完全愈合，穿刺点可能会有少量出血，患者不必太紧张，可以继续观察。若出血变多，请及时到医院换药。

23. 回家后发现 PICC 接头脱落，若再接上去会有什么影响吗？

如患者将脱落的输液接头再连接上，可能会引起导管相关性血流感染。据文献报道，引起导管相关性感染的致病菌主要有四个来源：导管接头、皮肤插管部位、其他感染灶的血行播散以及静脉输液的污染。约有 50% 的导管相关性感染来自皮肤，40% 源于污染的接头，其他途径占 10%。

护士更换输液接头的时机包括：

（1）留置期间至少 7 天更换 1 次。
（2）输液接头里存在残留物或有血液残留。
（3）输液接头的完整性受损或脱落时。

（4）在经接头采集血培养标本之前。

（5）输液接头的污染已明确时。

24. 若凝血功能有障碍，PICC 带管期间需要注意什么？

穿刺点的持续渗血、渗液是凝血功能障碍者 PICC 置管后最常见的并发症。手臂的过度活动往往会使导管和皮肤产生摩擦，容易引发出血。因此，PICC 置管后的维护宜使用无菌敷料加压包扎，并抬高上肢，减少或避免大关节活动，可行小关节抓握拳运动。如发生少量渗血、渗液，可在穿刺点处点状按压或用弹力绷带局部加压；如出现大量渗血、渗液，须及时到医院进行处理。当使用弹力绷带加压包扎止血时，若感觉肢体发胀或麻木，应及时告知护士，重新调整弹力绷带松紧度，以免影响肢体血液循环。穿刺处存在渗血、渗液的问题时，居家患者须及时到医院进行维护，以预防局部感染和导管脱出的发生。

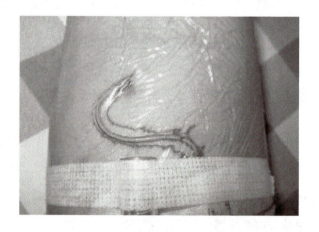

导管穿刺点渗血

25. PICC 置管后发现穿刺点有出血的情况，该如何处理？

PICC 带管居家期间发现穿刺点有少量出血的情况时，不用过分紧张。若出血较少，可以进行局部按压止血；若出血较多，建议抬高穿刺侧肢体，避免穿刺侧肢体剧烈活动，同时进行加压包扎，并密切关注出血的情况变化，及时与置管团队联系，必要时及时至医院处理。

26. PICC 置管后，为什么要用绷带加压包裹？什么时候能拆除绷带？

PICC 置管后有时局部会用弹力绷带加压止血，感觉绷带松紧合适即可。如果感到肢体发胀，须告知护士进行调整。置管后弹力绷带一般加压 4~6 小时就可以拆除。如果血小板指标低、凝血功能差，需要适当延长时间。

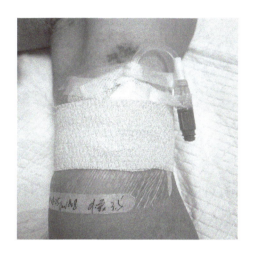

绷带加压包裹

27. PICC 带管居家期间该如何预防导管断裂？

增强防范意识是可以预防 PICC 断裂的。在带管过程中需要注意以下几点：

（1）置管侧肢体切勿进行过度、剧烈的活动，如单、双杠运动，游泳，提举重物，干重体力活等。

（2）保持置管局部清洁干燥，勿擅自撕下贴膜，如若发现异常情况应及时与医院取得联系，以便得到及时、专业的处理。

（3）在行高压注射及辅助检查时，避免经非耐高压导管注射造影剂等，以防管腔内壁压力过大导致爆管、断裂。

（4）每日观察导管固定情况，正常情况下留在体外的导管部分应偏离穿刺点45°呈"U"形或"C"形固定。如为成角固定，及时到医院进行处理。

（5）定期至正规医院进行规范维护。

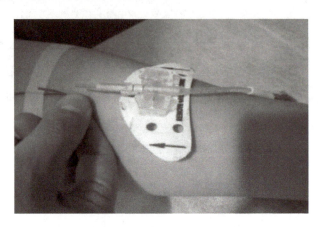

导管断裂

28. PICC带管回家后，感觉置管的胳膊有些酸痛，渐渐延伸至肩膀并伴有肿胀是怎么回事？

PICC置管侧胳膊疼、肩膀疼伴肿胀可能是由血栓形成、静脉炎等因素导致，建议及时至医院，明确诊断后进行相应的治疗。

PICC置管后早期导管相关血栓发生的原因主要包括以下几方面：

（1）体位及活动因素：部分带管者置管后早期卧床时间较多、下床活动较少，术侧肢体活动在很大程度上受到限制，且长期卧位会在一定程度上减缓血流速度，导致血液淤积。同时，因受到化疗药物的影响，多数患者会存在不同程度的恶心、呕吐等不适，对其活动等都会产生一定影响。

（2）操作不规范：当采用PICC进行采血、输液等操作后，如冲封管的冲洗液量不够或者冲管方式不合适，都可能导致导管发生血栓性堵塞。

（3）药物影响：有研究表明，烷化剂、紫杉醇类、蒽环类、铂类等化疗药物可能会改变自然抗凝药物的作用效果及凝血因子活性等，对血管内皮细胞造成损伤，导致静脉炎，进而可能导致内部血栓形成，压迫血管。

以上各种因素均会减慢带管者的血液流动速度，促使血小板、红细胞凝集，最终促使静脉血栓形成。因此，带管期间要对 PICC 穿刺点周围皮肤的温度、颜色等进行仔细观察，对臂围进行定期测量，进行适当的肢体运动，并且避免提重物、长时间压迫置管侧肢体，以及术侧肢体过度外展、外旋等。如出现颈肩部或带管侧肢体肿胀、疼痛等现象，则要提高警惕，及时进行彩超检查以鉴别诊断，一旦发生静脉血栓形成，首先应及时进行溶栓治疗，注意不可盲目行拔管操作，避免引起血栓脱落，导致重要脏器出现梗死等现象。

29. 放置 PICC 一段时间后老是出现肩膀酸痛，这与导管有关系吗？

PICC 置管后引起肩膀酸痛的因素有很多，建议及时与医生联系，明确诊断后进行相应的治疗。分析具体临床表现，可能原因有：

（1）发生了导管相关性静脉血栓表现，如患肢麻木、有刺痛感，肩颈部不适，置管穿刺部位沿静脉走行出现发红、疼痛、肿胀等，可做血管彩超明确。

（2）可能与上臂及肩膀的正常活动减少有关。带管期间一定要保证带管手臂的正常活动，手臂可以伸展，避免手臂大范围的快速旋转，可以做一些功能锻炼操来促进肩部的血液循环，如叉腰、耸肩等肩部运动，避免肩部酸痛。

30. PICC 置管侧肢体肿胀，诊断为静脉血栓，该怎么办？导管是否可以继续使用？

导管相关性静脉血栓是指穿刺或导管机械性损伤血管内膜和患者的自身状态等原因，使导管所在的血管或导管外壁形成血栓凝块。部分导管相关性静脉血栓无主观症状及客观体征，还可能出现置管侧肢体、颈部、肩部、胸部和/或颜面部水肿症状或体征，伴或不伴浅静脉、头臂静脉及上/下腔静脉血栓形成，伴或不伴受累部位疼痛、皮温升高、浅表静脉显露、颈部或肢体运动障碍、肢体红斑或麻木感等表现。经彩色多普勒或数字减影血管造影、CT 和核磁共振等影像学检查可确诊。

有症状的血栓，应根据治疗对导管的依赖程度、重新建立静脉通路的可能性及血栓的进展等情况，综合考虑保留或选择拔管时机。

无症状、主诉及客观体征，单纯影像检查发现的血栓，不建议采取抗凝、拔管等处理措施。

确需拔除导管时，应根据血栓发生情况，先进行常规抗凝治疗，并在拔除前采用超声筛查血栓。

最新的 INS 实践标准不推荐常规拔除深静脉血栓形成患者的 PICC。是否拔管主要取决于导管有无功能以及有无置管必要。综合来说，需要考虑的因素包括：导管是否为临床所必需；PICC 的功能是否正常，即能否抽吸和注入以达到预期的临床目的；PICC 导管尖端是否位于中心，如果 PICC 尖端不在上腔静脉与右心房的上壁交界连接点（CAJ）或右心房，则应重新调整导管位置，以确保其处于理想位置；是否发生导管相关感染。保留导管者应遵医嘱进行药物治疗及物理疗法并连续监测干预效果。目前公认的拔管指征包括治疗结束不需要该导管、导管功能丧失、导管位置异常、合并导管相关性血流感染。避免在血栓病程急性期拔除导管是降低血栓脱落引起肺栓塞发生的简单、有效的措施，同时接受一段时间抗凝治疗之后再拔管有利于血栓的稳定，也可以降低拔管时血栓脱落引起肺栓塞的风险。已经发生 PICC 相关性血栓的患者，需要抬高患肢 20°～30°。静脉血栓形成后，每日测量双侧肢体同一部位的臂围，对比观察消肿情况，并观察患侧肢体、肩部、颈部及胸部肿胀、疼痛，皮肤温度及颜色，出血倾向及功能活动情况。深静脉血栓与浅静脉血栓均需考虑使用抗凝或溶栓药物引发的出血风险，密切观察有无出血倾向。一旦发生出血，报告医生予以及时处理，以保障用药安全。

31. PICC 带管居家期间，如何预防导管相关性血栓的发生？

居家预防导管相关性血栓，可以做好以下 3 点：

(1) 导管置入侧肢体要正常进行日常活动。

(2) 置入侧手臂可以做握拳、松拳的手部动作。

(3) 适量饮水，增加机体血容量。

32. 为什么置入 PICC 后，要做抓握运动？

置入 PICC 后做手部抓握运动可预防肢体肿胀、血栓性静脉炎等并发症的发生。PICC 置管后，导管在血管内形成占位效应，导管占据血管一定空间，造成血流缓慢，易导致血栓形成。做抓握运动可使手臂肌肉收缩并挤压上肢血管，形成负压效应，从而促进置管侧肢体血液循环，防止静脉血流滞缓，达到预防穿刺点渗血、肢体肿胀、颈肩酸痛、血栓性静脉炎等相关并发症发生的目的，同时也可增加带管的舒适度。所以 PICC 置管后须进行抓握运动等功能锻炼。

33. PICC 置管周围皮肤红肿、疼痛，局部皮肤温度升高，有黄色分泌物是怎么回事？

这种情况可能是穿刺点发生了导管感染。导管感染为 PICC 置管后最常见的并发症，其主要原因有：

（1）操作及维护时未严格执行无菌操作。

（2）夏天气温过高时，患者出汗，皮肤潮湿导致敷料脱落；冬季时，反复穿脱衣服时摩擦使敷料破损或脱落。

（3）携管者遵医行为差，未能定时、及时到医院换药、维护。

（4）携管者免疫功能低，导致感染率增高。携管者自身免疫力低下，尤其是接受化疗的患者，因机体免疫功能降低而致抗感染能力下降。

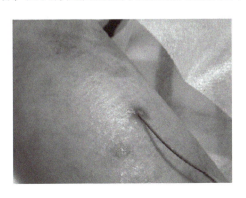

导管穿刺点感染

34. PICC 穿刺点感染了，应该怎么处理？

PICC 穿刺点感染是一种常见的并发症。处理的主要原则是控制感染，改善局部环境，并防止并发症进一步发生。需要将置管口清洁干净，并留取分泌物培养，这通常需要医疗专业人员在无菌的环境下进行。以防止进一步感染，清洁后需要进一步局部抗菌治疗。同时，全身使用抗生素治疗是必要的，医生可能会根据化验结果选择合适的抗生素进行治疗，以最有效地消除感染的细菌。如果 PICC 感染引起带管者高热（体温≥38.5℃），首先应将 PICC 拔除，改用其他途径进行输液，然后根据情况进行血培养，并适当进行抗炎、退热等治疗。

35. 带管居家者应如何预防 PICC 局部感染？

预防局部感染的方法包括：① 带管期间保持置管处局部皮肤的清洁干燥，如感觉瘙痒，不要擅自撕下敷料。在贴膜卷曲、松动，贴膜下有汗液及贴膜因洗澡被淋湿时，应及时到正规医院进行维护。② 夏季天气炎热，置管患者应待在阴凉通风处，避免去人多的公共场所，以免出汗引起细菌感染。夏季常规 1 周维护 1 次，出现穿刺点处发红、疼痛、肿胀、渗出、有脓液等感染情况时要及时更换敷料。③ 留置 PICC 者可以从事一般性的日常活动、工作、家务劳动，也可以适当运动，但要避免游泳等会浸泡到无菌区的活动。④ 携带导管患者可以淋浴，但应避免盆浴、泡澡。淋浴时置管侧手臂旁举，淋浴完检查贴膜下有无进水，如有进水及时到医院更换敷料。⑤ 针对患儿，家长应嘱咐其不要玩弄导管的体外部分，以免接头脱落、导管破损或被拉出，家长应经常检查患儿置管侧手臂，勿使患儿置管侧手臂因过度玩耍发生感染及回血。⑥ 出院后如不能回置管医院进行维护，应到当地有维护条件的医院进行导管维护，不可在家里自行维护，以免引起感染。

36. 置管后一直觉得心脏不舒服，是不是 PICC 的问题？应该怎么办？

置管后出现心脏不舒服不一定是导管的问题。PICC 带管期间发生心脏不舒服可能是由导管刺激、药物刺激、导管移位、心律失常、心肌缺血等原因所引起的，需要排查后根据具体病因进行治疗。

（1）导管刺激：PICC 置管后，导管可能会对局部造成一定的刺激，从而引起局部疼痛、红肿等不适症状，部分人可能会表现为心脏不舒服。可以通过局部热敷的方式，缓解不适症状。

（2）药物刺激：PICC 带管期间，需要使用肝素钠、枸橼酸钠等抗凝剂进行抗凝处理，可能会对心脏造成刺激，从而引起心律失常、心绞痛等不适症状，部分人可能会表现为心脏不舒服。可以在医生指导下更换其他药物进行治疗。

（3）导管移位：PICC 置入过长，可导致导管刺激心脏，从而引起心律失常、心绞痛等不适症状，部分人可能会表现为心脏不舒服。可以在医生指导下通过心电图检查、心脏彩超、X 线等方式明确诊断。

（4）心律失常：可能会出现心悸、头晕、胸闷等不适症状，部分人可能会表现为心脏不舒服。可以在医生指导下使用药物进行治疗。必要时，可以通过射频消融术等方式进行治疗。

（5）心肌缺血：主要是指由冠状动脉狭窄、痉挛、栓塞等因素引起的心肌供血、供氧不足，一般会表现出心前区不适、心律失常、呼吸困难等症状，部分人可能会表现为心脏不舒服。可以在医生指导下使用药物进行治疗。必要时，通过冠状动脉支架植入术等方式进行手术治疗。

37. 之前的 PICC 因为感染拔掉了，再放导管的话感染风险是不是很大？

不一定。导管相关感染与多种因素有关，最重要的原因是 PICC 置管技术与留置期间的维护，同时也与患者的疾病治疗状态有关。

PICC 与任何其他中心静脉导管一样，主要通过两种机制被微生物定植：腔外和腔内。

当微生物存在于皮肤的表层和较深层，以及未经清洗或清洗不彻底的医务人员或置管者的手上时，可能会发生腔外定植。微生物先附着在导管的外表面

（首先附着于外部装置），然后进入皮肤和组织以及血管中。临床通过采用一定预防措施降低患者皮肤以及置管者手上的微生物总量，可有效地预防腔外定植，这就是我们常说的，置管时和置管后的手卫生和皮肤消毒，并且在导管穿刺点使用合适的敷料。

当导管座及接头上存在微生物时，若输液时以上装置连接至导管通路，可发生腔内定植。这种情况一般是由输液人员的手卫生不充分，未对导管座（包括无针接头）充分消毒就接通导管通路，以及输液导管（或无针接头）未妥善更换导致。

除了 PICC 置管操作与维护方面的因素，导管相关感染可能的原因还包括：① 患者免疫力低下；② 高渗性输注液是细菌良好的培养基；③ 体内其他部位感染时，细菌可经血液移行、黏附并定植到导管上导致感染；④ 置管时间越长，越易发生细菌入侵；⑤ 感染的发生率与留置部位有关，如肘关节下静脉比肘关节上静脉感染率高。

38 PICC 会在体内活动吗？如果导管位置发生了移动会怎么样？导管还能继续使用吗？

如果是体外导管移位，也就是导管脱出，可以表现为：体外导管长度增加、输液时疼痛、听觉异常、药物外溢、输液困难、无法冲管等情况。处理方法为：首先不能将脱出的导管再送入体内；置管护士会根据脱出的长度，决定是否保留导管。

当携管期间体内导管发生移位后，可以在 X 线下发现导管发生以下情况：① 走行异常，即 PICC 未经正常的路径走行。② 位点异常，PICC 虽按正常的路径走行，但是其尖端未能置于规范的区域内。导管移位时，导管尖端可位于颈内静脉、头臂静脉、锁骨下静脉（反折）、腋静脉（反折）、胸廓内静脉、胸外侧静脉、奇静脉、右心房或右心室等部位。导管发生移位，就意味着它将不能有效减少药物对血管内膜的损伤和局部组织的刺激，因此很容易引起静脉炎、导管堵塞、静脉血栓等并发症，最终造成 PICC 提前"退役"。患者可以试试复位操练习，能够在一定程度上帮助导管回到最佳位置。

PICC 复位操每次持续 15~20 分钟，每天进行 2~3 次，连续做 3 天。这套复位操简单易上手，第 3 天时再做一次 X 线胸部正侧位片检测复位操的效果，如果效果不理想，还可以尝试其他方法。有研究显示，复位操的复位成功率可达 76%，能够有效避免反复退管和送管的操作，从而减少导管复位过程中对血管的刺激，减少因调整 PICC 尖端位置而引起的相关并发症，进而延长导管的使用时间。

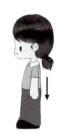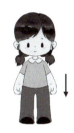

保持站立位，让双手自然下垂

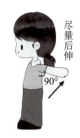

将置管侧手臂伸直向后，尽量伸展到与上半身呈 90°

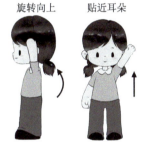

然后缓慢地向上旋转一周，在旋转的过程中，当手臂转到头顶时，尽量向上举，并贴近耳朵

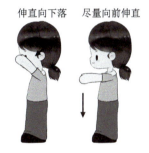

当手臂转到身体前方时，尽量向前伸直

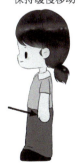

手臂向下落时，保持缓慢移动，直到恢复正立位

PICC 复位操

39 因为上肢有 PICC 置管禁忌证，PICC 置于下肢，带管回家后需要注意什么？

股静脉置管是所有深静脉置管中最容易形成下肢深静脉血栓的危险因素。因此，带管期间要做好预防深静脉血栓发生的措施。在带管期间，可以正常行走，但不宜久坐，需要每天做双下肢功能锻炼至少 4 次，每次做脚背的绷直和背屈运动 20 个回合，双下肢可穿梯度压力弹力袜，促进下肢血液的回流，没有饮水禁忌的情况下每日饮水应超过 2 000 mL，以预防深静脉血栓的发生；并且每日观察置管侧肢体有无肿胀、皮肤温度及颜色的变化，带管期间腿围较之前增加 2 cm 以上时，应高度警惕深静脉血栓的发生，及时到医院就诊，行超声检查进行判断，遵医嘱进行抗凝治疗。

40 若有房颤病史，PICC 带管期间需要注意什么？

在置管后及带管期间，应加强自我观察，如出现心慌不适等情况应及时到医院行心电图等检查。房颤患者是血栓栓塞的高危人群，因此在带管期间需要严格落实预防导管相关性血栓的措施。

41 若安装了心脏起搏器，PICC 带管期间需要注意什么？

当心脏起搏器与 PICC 同路径置入时，存在一定的风险，因此医护人员在置管前会进行充分评估以避免同侧置管；当非同侧置管时，心脏起搏器的电极线与导管是互不干扰的，对生活不会产生影响。有心脏起搏器的患者置管后，应加强自我观察，如出现心率减慢或异常等情况应及时到医院行心电图等检查，观察起搏器的工作情况。

42 洗澡时万一敷料进水了，应该怎么办？

洗澡尽量选择淋浴，不要选择盆浴。如果洗完澡检查发现敷料潮湿、进水，需要马上到医院进行维护。

43. 今天置管结束就回家了，现在手臂出现麻木感，这要紧吗？需要怎么处理？

遇到这种情况不用紧张，如有手臂麻木感，当天晚上可以热敷，连续3天，每天3次，每次热敷时间为30分钟；热敷范围须避开贴膜，于贴膜上方1 cm处开始到肩部进行热敷，可用半湿的热毛巾进行热敷。

44. 带管侧手臂肿了，摸上去有疼痛感，是不是与吹空调有关？

这可能是静脉血栓，与吹空调没有关系。一般来说，导管相关性静脉血栓与两方面因素有关：一是导管方面，包括导管的置入方式、导管直径与血管的选择、导管尖端位置等；二是患者方面，如患者为老年人、有深静脉血栓病史、有导致血液呈高凝状态的慢性疾病、有放射治疗史等都更容易出现静脉血栓。

45. 是否可以直接从PICC内抽血？会引起堵管吗？

正常情况下不建议直接从PICC内抽血，以防止因冲管不彻底而导致血栓形成。从PICC内抽血仅限于抢救、外周采血困难或当需要对导管相关的血流感染进行诊断时，并且采血时应移除和丢弃使用过的输液接头。

46. 居家期间发现导管外露部分有破损，应该怎么办？

导管外露部分有破损时，须立即在破损处上方夹闭拇指夹，并尽快去医院处理。

47. 居家期间如何才能避免导管滑脱？

（1）为了避免导管滑脱，贴膜固定要牢靠，当贴膜出现卷曲、脱落或贴膜下有汗液时要及时告知护士进行更换。

（2）要避免牵拉、切割、压迫导管，适当使用弹力网罩或绷带固定，也可根据自己上肢的粗细选择合适的丝袜进行固定。如果导管脱出，应及时到医院就诊，进行处理。

（3）置管侧上肢可做适当活动，如吃饭、洗漱、打字、开车、做简单家务或握拳、松拳等柔和动作。但应避免剧烈运动、提重物、过度外展等，避免导管移位；同时也应避免置管侧手臂频繁弯曲，如打麻将等，以免导管出现折痕甚至损坏。

48. 置管后回家整只手感觉有点肿胀，应该怎么办？

可以抬高手臂 30° 左右，每天坚持做手掌的屈伸运动 100 次，即"握拳—松拳—握拳"连续运动。建议手握热毛巾，可进一步促进血液回流，不过要注意毛巾的温度，避免烫伤。

第三部分 输液港居家护理篇

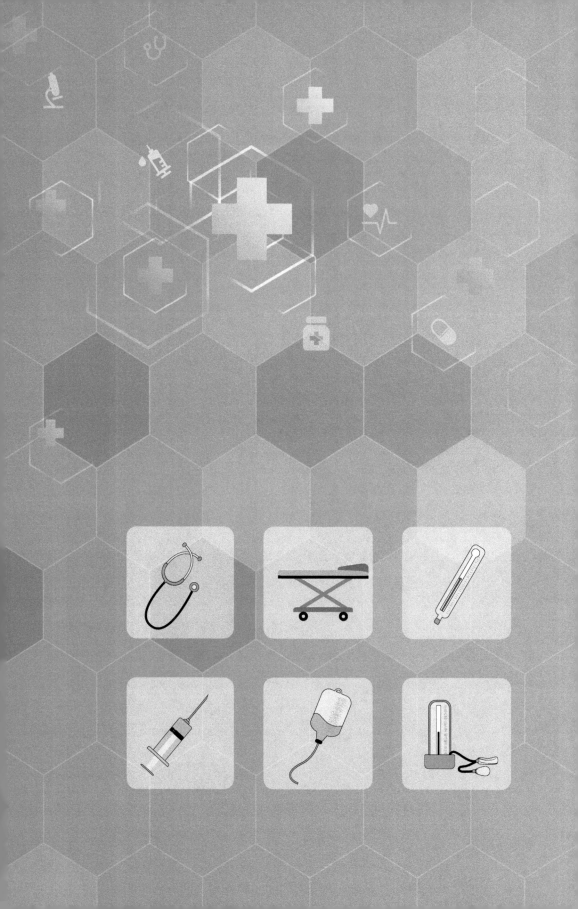

一、输液港的居家维护

01 出院回家后可以自己进行输液港维护或者在其他机构维护吗？

输液港的维护必须由专业人员进行，遵循无菌原则、手卫生规范是输液港管路维护操作的最基本要求。因此，建议到正规医院由取得护士执业资格并通过相应技术培训的护士进行导管的留置、维护与使用，有输液港维护手册的患者建议去手册上的定点医院按时维护。

具有输液港维护资质的护士接受的相应专业培训学习包括：① 导管使用指征；② 置管方法；③ 使用与维护方法；④ 导管相关感染预防方法；⑤ 导管相关感染控制措施，包括相关操作技术及规程，以及对患者及其家属进行相关知识宣教的方法。

02 去医院进行输液港维护，需要带些什么？

输液港（血管通路）维护手册很重要，居家一定要保管好。手册中记录了置管时间、导管规格以及维护时间等内容，这些内容可以协助护士判断管路的状况。此外，此手册在各医院内通用，也就是说当需要到不同医院的静脉通路门诊维护时，通过出示此手册里面记录的数据内容，可以起到交接作用。

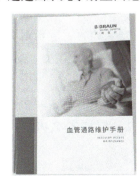
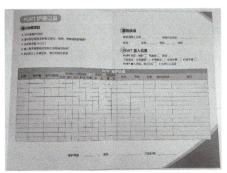

输液港（血管通路）维护手册

03 输液港不使用期间应该多久维护一次？

《静脉治疗护理技术操作标准》（WS/T 433-2023）中指出，治疗间歇期应每 4 周对输液港进行一次冲管、封管维护。目前，国内仅有少数导管会允许 3 个月进行一次维护，仅当维护手册上标注 3 个月维护一次时，才可将维护间隔时间延长至 3 个月。

04 输液港延期维护会有什么后果？

输液港延期维护可能会引起输液港相关并发症，影响输液港的使用寿命。输液港是一种完全埋植于体内的输液装置，主要为长期反复输入或需要输入化疗类药物的患者使用，若长时间不维护，可能会引起导管堵塞，影响输液的进度及后期的治疗。长期不维护输液港，可能会导致局部卫生不良，继而可能会诱发局部感染，不利于身体健康。输液港维护时会使用肝素溶液进行封管，该溶液属于抗凝药物，若长期不维护，容易导致输液港导管周围血管出现血栓，而血栓形成后有脱落风险，并可随上腔静脉进入右心房、右心室和肺动脉，造成肺栓塞、急性心肌梗死等并发症，情况较为严重，因此建议输液港按期维护。

05 输液港植入后手术切口大概多久能恢复？伤口何时可以换药及拆线？

一般情况下术后 7~10 天伤口大多可恢复，依据伤口情况由医生进行拆线，一般术后 1~2 周进行拆线，若局部伤口未完全愈合，应延迟拆线时间；拆线前保持缝线局部皮肤清洁、干燥，每 2 天换药一次，若伤口渗血，敷料松动、潮湿应及时至专业医疗机构换药。

06 每次穿刺维护输液港时感觉害怕、疼痛怎么办？

在医生或护士指导下进行改良后瓦尔萨尔瓦（Valsalva）呼吸，涂抹利多卡因乳膏、冷喷剂等可缓解穿刺时的紧张、疼痛感。

> **知识链接：**
>
> Valsalva 呼吸的配合：在无损伤针穿刺前固定输液港底座，告知患者先缓慢深吸气后屏气，屏气的同时做类似于排便的动作，腹部向下用力，再将无损伤针从三指中心处垂直刺入穿刺隔直达储液槽的底部，嘱患者正常呼吸。其原因可能是患者屏气时会增加胸壁的硬度，加上穿刺时手部三指固定输液港底座，穿刺隔不会随着呼吸运动而有所移动，因此减少了胸廓移动时穿刺导致的疼痛；而且穿刺时让患者将注意力集中到呼吸运动中，通过对呼吸的控制，分散注意力，减轻了恐惧感，从而达到减轻疼痛的目的。
>
>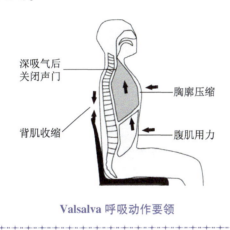
>
> **Valsalva 呼吸动作要领**

07 出院回家后复查时可以从输液港采血吗？

可以，但不建议常规从输液港里面抽血，需要遵循规范进行。从输液港管路抽血时，护士会使用 10 mL 空注射器抽出 5 mL 血液丢弃，之后接 20 mL 的注射器，抽取适量的血标本，分别注入试管并及时送检，最后用 20 mL 生理盐水脉冲式冲管、正压封管。

08 治疗结束了，输液港能取出来吗？

输液港取出的适应证包括：

（1）临床治疗已经结束或无须继续使用时应及时予以取出。

（2）出现临床无法处理的导管及港体相关并发症时应予以取出。

（3）因置港部位其他疾病等无法继续留置者应适时予以取出。

09 治疗结束了，医生说可以把输液港取出，有什么需要注意的吗？

当治疗结束时，可以将输液港取出，取出输液港时需要注意的事项包括：

（1）和植入术一样，输液港取出术为局部麻醉的手术，须至导管室由置管医生进行无菌手术操作。

（2）伤口无须拆线，伤口愈合时间约为1周（无糖尿病史情况下），在此期间内手术区请勿碰水，避免敷料潮湿。若敷料外出现黄色或红色液体，请及时去医院处理。手术部位可能会出现紫斑，1~2周会自行消失。

（3）观察手术区周围皮肤有无发红、肿胀、灼热、疼痛等炎性反应，若有上述情况请及时去医院就诊。

（4）术后1周内须避免使用同侧手臂提过重物品和过度活动。

10 治疗结束后取出输液港的过程会很痛吗？

输液港置管过程已非常成熟、安全，由专业的医生与护士一起合作完成，成功率高。一般取出前都会进行局部麻醉，一般人均能承受，不必太过紧张。

11 输液港每次使用时无损伤针呈背向摆放，但是敷料易松动卷边，维护时可以请护士将无损伤针正向摆放吗？

INS实践标准中建议无损伤针采用背向摆放，认为冲管时可以去除更多的残留蛋白质；而我国《静脉治疗护理技术操作标准》中也指出，无损伤针穿刺后应妥善固定穿刺针，不可随意摆动，防止穿刺针从穿刺隔中脱出，但并未提及其固定方向。我国《植入式静脉给药装置护理管理专家共识》建议，输液港底座（囊袋）位置应选择平坦、不易受到挤压和摩擦的地方，要避开接受过放疗、肿瘤侵犯的皮肤及有淋巴结转移的区域。因此，胸壁输液港底座多选择置于同侧锁骨下方2~3横指处。

目前，临床有部分患者需要同步放化疗，为避开照射野，这部分患者需要将输液港底座置于靠近腋窝处。结果发现，当输液港底座靠近腋窝处时，若无损伤针呈背向摆放，敷料固定周期往往不能达到预期效果，易松动卷边，从而增加感染的风险。文献提示无损伤针在摆放时有正向和背向两种选择，只要冲管、封管方法规范，不影响输液港的使用。

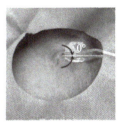 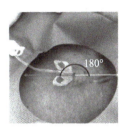

(a) 无损伤针正向摆放　　(b) 无损伤针背向摆放

无损伤针的摆放方向

注：图片来自文献《不同无损伤针摆放方法对胸壁完全植入式输液港患者维护效果的研究》。

12 输液港维护时如何选择消毒剂？

目前，医疗护理中可选择的消毒剂种类较多，如碘伏、聚维酮碘、葡萄糖酸氯己定等。在手臂输液港维护时，消毒剂需要根据不同年龄、皮肤是否受损等来做出选择，选择皮肤消毒剂时往往以减少导管并发症为目的，但前提是消毒剂必须符合国家标准。

二、输液港携带者的日常生活护理

01 输液港留置期间，日常生活中需要注意哪些问题？

植入输液港后，日常活动是不受限制的，如扫地、洗碗以及一般强度的散步、太极拳、骑车等运动都可以进行，不过应注意活动期间不挤压、撞击输液港注射座，避免注射座受到过度摩擦。输液港植入部位为上臂时，应避免置管侧肢体进行负重、过度外展、上举、旋转等运动以及长时间屈肘和用力等，不可以拎重物（≥5 kg），如背包、抱小孩、拄拐杖，以及进行网球、排球和羽毛球等手臂动作幅度大的运动，以免造成导管移位、断裂等。

02 输液港留置期间，居家时如何进行自我观察？

居家自我观察可以遵照"一量、三摸、三看"的方式。

（1）"一量"：每日测量双侧上臂肘横纹上 10 cm 处的臂围，每次测量后记录，与之前测量的臂围做比较，若上臂围增加 2 cm 以上，可能会有早期血栓的风险，应尽早前往医院做 B 超，查看是否有血栓形成。此法更适用于植入手臂输液港的患者。

（2）"三摸"：摸穿刺点周围；摸皮肤有无硬结、肿胀；摸手臂、肩部、颈部、锁骨区是否肿胀。

（3）"三看"：每日观察注射座部位有无红肿、渗液和疼痛；每日观察置管侧肢体有无肿胀，肩部或颈部是否疼痛等；每日观察放置输液港部位紫斑（皮下淤血）的消退情况，一般 1~2 周会自行消失。

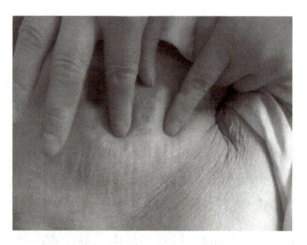

"三摸"

03 输液港留置期间，在穿脱衣方面有需要注意的吗？

输液港留置期间，建议穿宽松的棉质衣物。输液港植入部位为上臂时，衣袖口尽量宽松一些；穿脱衣时，动作轻柔，别急别慌；穿衣时，先穿患侧衣袖，再穿健侧衣袖；脱衣时，先脱健侧衣袖，再脱患侧衣袖。

 输液港留置期间能洗澡吗？

输液港植入处局部皮肤未完全愈合时不可浸水，建议擦浴或沐浴时用保鲜膜和干毛巾包裹局部皮肤，待伤口愈合经医生评估拆线后，方可淋浴、盆浴、泡温泉等。

 输液港留置期间可以侧睡吗？

一般是可以侧睡的，但携带手臂输液港的一侧侧卧时间不应过长，须避免管路长时间受压迫和曲折，以免管路折断，造成管路脱落于静脉内，引起不必要的损害。

06 若安装了心脏起搏器，输液港留置期间需要注意什么？

带管期间，应加强自我观察，如出现心率减慢或异常等情况应及时到医院行心电图等检查，以观察起搏器的工作情况。

 手臂输液港植入后，日常生活中应如何进行功能锻炼？

置港侧手臂可进行抓握活动，30次/组，4组/天；置管4小时后可做屈肘伸臂动作；置港后24小时内，可做远端肢体的按摩、抚触，使肌肉放松；置港24小时后，手臂可适当做舒缓的圆周运动、握拳、松拳、梳头、摸耳等动作，以增加导管的顺应性。

 手臂输液港植入后，日常可以进行骑车、打球之类的活动吗？

植入手臂输液港后不影响日常活动和锻炼，一般强度运动如散步、太极拳、骑车等不会导致导管移位，但应该避免上肢进行大幅度运动如拉单杠、举哑铃、打球等，特别是避免剧烈挥臂类运动及输液港植入侧上肢负重。大幅度动作可能会引起手臂输液港导管移位、断裂等异常情况的发生，影响输液港的使用寿命，在一定程度上增加患者取港或再次置港的概率，从而增加不必要的痛苦，并加重经济负担。

三、输液港并发症的居家管理

01 输液港刚刚装好，晚上伤口会不会疼？手可以正常摆放吗？

（1）输液港手术切口一般只有2~3 cm，大多数患者不会因为伤口疼痛而影响睡眠。但如果疼痛剧烈，应告知护士或医生及时进行处理，让医务人员判断伤口情况并给予止痛措施。

（2）输液港大多数是胸壁港，置港后患者的双手可以自由摆放，并可进行握拳运动促进上肢血液回流，但是不要于置港侧侧卧，以免挤压伤口和输液港；如果是手臂输液港，置港侧的上肢要用舒适的软枕抬高，进行握拳运动，促进上肢血液回流。

02 冲管维护时回抽血困难，但推注正常或有轻微阻力，输液港还能继续使用吗？

回抽血困难但推注正常的原因主要与使用头端为三向瓣膜的导管有关。回抽血困难且推注有阻力者，多与无损伤针未垂直插入注射座底部、导管打折、纤维蛋白鞘或血栓形成导致堵管，或者体位、导管头端贴壁等有关。一般医生会建议行静脉造影来判断导管的情况，这是目前国际上普遍应用并认同的影像学方法。总之，请听从专业医护人员的建议，确定后续的处理。

> **知识链接：**
>
> 纤维蛋白鞘是覆盖于植入导管表面的含纤维蛋白血栓并由其进一步发展而成的血管化纤维结缔组织，其包裹着导管外壁及导管端孔，可引

起导管功能丧失,也可导致感染、血栓,甚至有拔出后出现肺栓塞的报道。研究认为,纤维蛋白鞘形成与血管内皮损伤、血液高凝状态及血流瘀滞等有关。纤维蛋白鞘主要表现为回抽血困难,但推注正常或有轻微阻力,且推注过程中携港者无任何不适,还需要排除导管末端贴壁和三向瓣膜导管的问题。对纤维蛋白鞘常用的处理方法是经导管内溶栓治疗,但需要排除溶栓禁忌证。

03 维护期间输液港没有回血应如何处理?

发生这种情况时别太担心,输液港常会出现回抽无血的现象,造成这一现象的因素众多,例如管腔堵塞、纤维蛋白鞘、导管与港体分离等,必要时进行胸部 X 线、CT 或数字减影血管造影(DSA)检查,以确认输液港的位置,排除导管脱落、断裂、破裂以及移位的可能后就可使用了。

04 刚植入输液港,回家后伤口红肿、有明显的疼痛感并伴有发烧,是什么原因?

如置港后伤口红肿热痛且伴有发烧,可能原因为置港后感染,建议到当地三甲医院进行观察与对症处理。

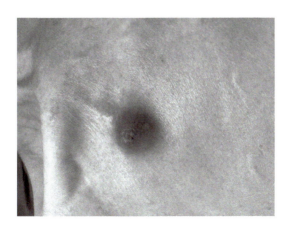

输液港感染

05 为什么相比居家，住院的时候输液港更容易发生感染？

住院患者发生输液港相关感染的风险显著高于门诊患者。导致这种差异的可能原因有：① 住院患者输液港使用频率更高；② 住院患者基础状态更差。

06 输液港拔针回家后，敷料多久可去除？敷料去除后针孔处会不会感染？

为避免输液港拔针后发生针孔处感染的问题，患者需要做到：输液港拔针24小时后才可去除敷料，并关注穿刺点愈合情况，若存在穿刺点延期愈合或出现红肿热痛等情况，请及时至医院处理，避免感染进一步加重。

07 为什么植入输液港一侧的胸壁会有发紧的感觉？

植入侧胸壁紧绷感可能与导管植入后局部血管纤维条索样变有关，因其会导致皮肤发紧；也有可能与患者因担心导管移位而长期不敢正常活动，导致肌肉功能减退有关。对于此症状一般无须特殊处理，日常家务以及轻度运动不会导致导管移位，反而有利于身体恢复与预防血栓，可根据自身情况选择适当的运动锻炼，能够缓解紧张僵硬感。

08 植入输液港的一侧肩颈部总有疼痛不适，该怎么办？

植入输液港的一侧肩颈部总有疼痛不适，应及时来医院维护输液港，评估输液港回血是否通畅、港体局部有无红肿、置管侧上肢有无肿胀，让医生判断有无输液港并发症。

置管部位或者同侧肢体疼痛时，置管静脉内可能出现血栓，分为无症状和有症状两种。无症状血栓多为偶然检查发现；有症状血栓指患者出现相应临床症状，如置管部位或同侧上肢不适、同侧肩关节疼痛、颜面或颈部肿胀、充血，头痛或头胀，体征上表现为颈部、上肢或胸部可见静脉网，置管部位和肢体出现肿胀、发热、红斑、压痛和水肿，触摸到沿静脉走行的硬结伴疼痛。推荐超声作为首选诊断方法，必要时选择静脉造影。如发生静脉内血栓，处理方法为抗凝治疗 3~6 个月，可选择低分子肝素或利伐沙班，溶栓治疗仅作为经抗凝治疗的患者在症状无法缓解或加重时的选择。抗凝和溶栓治疗有出血风险，应充分告知患者。经治疗后如患者症状缓解，则可继续使用导管，同时应持续抗凝治疗，直至取出输液港；如患者症状不缓解，或无导管使用需求，考虑取出输液港，取出后继续抗凝治疗至少 3 个月。

09. 居家期间怎样判断输液港注射座有没有发生翻转？

输液港注射座可呈圆形、三角形或矩形，但多数为圆形，注射座面积均大于穿刺隔面积，且穿刺隔凸起于注射座。输液港植入后可在人体的表皮触及硬币大小的穿刺隔，其形状多为圆形，中间质地较柔软。输液港注射座翻转后，因注射座的底部贴近皮肤，触诊时会发现面积增大，按压无弹性，质地较硬，且在体表无阶梯状触感；进行输液港置针时，破皮后针头前端有明显的阻力感，不能抽到回血。

判断输液港有无翻转的步骤为"一观、二摸、三拍片"："一观"是观察输液港穿刺隔处的凸起是否为圆形；"二摸"触摸注射座有无阶梯感、局部形状及质地有无异常，从而判断注射座是否翻转；"三拍片"是必要时拍摄 X 线片判断注射座是否翻转。

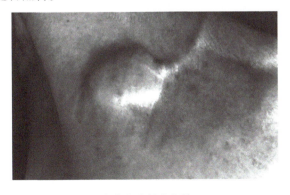

输液港注射座翻转

10. 携带输液港出院回家后出现什么情况是不正常的？

携港回家后须密切注意输液港的情况，一旦出现问题须及时到医院处理。

常见问题包括：

（1）置管部位和同侧肢体出现肿胀、发热、红斑、压痛和水肿，同侧肩关节疼痛，颜面或颈部肿胀、充血，头痛或头胀，颈部、上肢或胸部可见静脉网，触摸到沿静脉走行的硬结伴疼痛。

（2）经输液港输液结束后，居家期间出现寒战、高热等异常情况。

（3）使用置管侧手臂提重物、进行体育锻炼、旋转或抬胳膊后，触摸输液港部位发现港体边缘不光滑时，需要警惕注射座翻转、导管扭转等异常情况的发生。

11. 输液港凸起的地方怎么有点发红？需要去医院看看吗？

输液港凸起部位发红可能是由衣物摩擦引起，建议穿着宽松舒适的衣物，避免穿着紧身衣。如为穿刺点红肿、胀痛，应立刻至医院相关科室就诊。

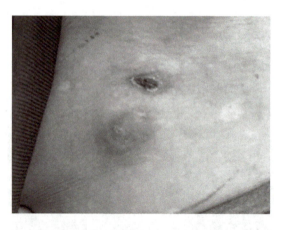

输液港凸起部位发红

12. 平时正常活动时输液港会移位吗？

植入输液港后，一般的日常活动和锻炼，如散步、打太极拳、骑车等运动不会导致导管移位，但应避免上肢大幅度运动如拉单杠、举哑铃等。

输液港留置期间的并发症中导管移位的发生率为 0.05%～3.5%，植入上臂静脉的输液港导管移位的发生率高于植入锁骨下静脉导管移位的发生率。导管移位可出现回抽无回血和静脉推注障碍等表现。导管移位多与置管位置表浅，或患者剧烈呕吐、频繁咳嗽、深蹲、上肢抬高幅度过大和操作时使用过高的压力等使上腔静脉压力增大而将港体上提有关。导管移位可通过 X 线检查和造影协助诊断，一旦确诊，多数可在 DSA 下行介入术调整和复位。

13. 植入输液港后出现哪些症状需要引起注意和警惕？

① 输液港植入处有压痛和/或红肿。
② 植入处及周围的皮肤有明显破损。
③ 植入处伤口有渗液、化脓表现。
④ 发热，体温超过 38 ℃。
⑤ 突发呼吸困难。
⑥ 颈部、上臂和/或手指出现水肿，尤其是植入侧的肢体。
⑦ 植入侧的颈部、胸部和/或手臂出现明显疼痛，或疼痛明显加剧。
⑧ 输液港移位、错位、松脱。
⑨ 使用中的输液港针头从穿刺处脱落，敷料污染、潮湿，或有渗血、渗液从针头或导管中溢出。

14. 体位变化时，输液港的位置会变吗？会影响输液港的功能吗？

体位变化时，输液港的位置也会变。胸壁输液港：从卧位变为立位时，经颈内静脉植入的胸壁输液港导管头端倾向于向头侧移位，活动距离与患者性别、皮脂厚度及留置导管长度相关，但一般不会影响输液港的正常功能。手臂输液港：手臂不同运动状态下，手臂输液港导管尖端位置也是动态可变的。手臂由外展转向内收时，导管尖端易向足侧移位；而手臂上举位时，导管尖端易向头侧移位。

15. 植入输液港后为什么会发生血栓呢？

恶性肿瘤及骨髓增生障碍、手术、化疗类型及次数、激素治疗、生物学异常、导管尖端位置不合适、血栓史、肺栓塞史、血液系统疾病史、癌症类型和阶段、导管类型、导管感染、血小板计数和凝血因子Ⅴ等都是输液港相关血栓形成因素。性别和肿瘤转移是输液港相关症状性血栓的独立危险因素。

16. 居家期间发现输液港处的皮肤破了，好像都能看到埋在里面的输液港了，这是怎么回事？

这可能是发生了输液港港体外露，常见于输液港囊袋张力过高或者感染等情况，建议立即去正规医院就诊。

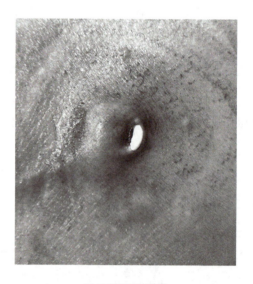

输液港港体外露

港体外露的原因：肿瘤患者因反复化疗后免疫力下降而容易并发感染，如并发囊袋感染，则可能使局部皮肤破溃导致港体外露。部分患者消瘦、营养状况差导致皮下脂肪层薄，港体隆起处皮肤与衣服反复摩擦，反复穿刺时须固定并绷紧皮肤导致皮肤和港体直接摩擦，这些都可能使皮肤完整性受损导致港体外露。乳腺癌患者因接受胸部放射治疗，局部皮肤质量下降，角质层变薄，如未及时正确穿戴文胸，切口皮肤长期处于高张力状态，皮下组织血液循环减慢，会导致切口裂开，发生港体外露。另外，术后切口缝线发生排异反应、切口拆线过早等均可导致切口裂开而发生港体外露。

17. 为什么最近几次用输液港输液都会发烧?

如果不用输液港输液时不发烧,连续使用输液港输液期间会发烧,此时要排除输液港相关血流感染。一旦发生输液港装置相关感染,如局部红肿、硬结和/或积液、疼痛或者全身炎性反应表现,尤其是应用输液港48小时内出现寒战、发热(体温>38 ℃)和/或低血压等症状,应立即到医院,由专业医生进行处理,因为导管插入、导管材料、消化系统癌症、患者的功能状态和肠外营养液的输入都被确立为感染的独立危险因素。感染大部分发生在输液港植入时,感染部位通常为输液港囊袋。如需确诊输液港相关血流感染,方法是在疑似病例中分别从外周静脉以及导管中抽取血培养,并结合临床表现和其他实验室检查。治疗多为全身性应用抗生素,效果不佳则移除输液港。

18. 通过输液港采血会影响验血结果和导管功能吗?

操作不当可能会影响验血结果,发生管腔内污染等情况。经过输液港采血进行化验,可能会增加血管通路装置接口处的操作,从而导致管腔内污染。INS 2016版《输液治疗实践标准》指出,应避免使用输液港等中心血管通路装置获得血液样品进行培养,因为这样更容易产生假阳性结果。

19. 输液结束回家后发现输液港周围皮肤水肿,触碰时感到疼痛,该怎么办?

这可能发生了输液并发症——药物渗出,即液体或药物渗出血管通路或周围组织,是一种常见的并发症。如发现有渗出现象,应立即就医处理,护士会根据渗出的程度和原因,采取相应的治疗和护理措施,以免引起更严重的并发症。输液港渗出是指输液港在植入人体后,由各种原因导致的港体周围液体外渗的现象。这可能是由植入技术问题、患者自身因素或输液港维护不当等因素引起。主要表现包括:输液港周围皮肤红肿、疼痛、瘙痒,有时还可能出现水疱、溃疡等症状。渗出的液体多为清亮的非脓性液体,但有时也可能带有血性或脓性。

预防策略如下:

（1）正确植入输液港：由专业医生进行植入手术。

（2）定期维护：遵循护士的建议，定期进行输液港的维护。

（3）注意个人卫生：保持输液港周围皮肤清洁和干燥，避免使用刺激性物质。

（4）避免剧烈运动：在植入输液港后避免进行剧烈运动，以免引起渗出。

（5）及时处理异常症状：如发现输液港周围皮肤有异常症状，及时就医处理。

20. 使用输液港化疗时，化疗药物会漏到皮肤里吗？

这种情况还是可能存在的。患者经过合规治疗操作植入输液港后，在定期维护和正规严谨的操作下，一般发生药物外渗的概率较低。但输液港输注化疗药物发生外渗的概率仍有 0.01%~6%，其原因有置港侧颈肩部剧烈活动或频繁咳嗽导致蝶翼针移位、蝶翼针固定不牢发生松脱、蝶翼针未刺入注射座底部、输液港纤维蛋白鞘形成、导管锁脱落、穿刺隔或穿刺座损坏、导管破裂等。

21. 通过输液港输液时化疗药物外渗了，该怎么办？

一旦发现药物外渗，应立即停止输液并回抽药物，尽量减少局部药物浓度，减轻药物对局部组织的刺激和侵蚀，为下一步治疗争取时间。

对于局部疼痛的患者可予局部封闭治疗，用生理盐水 5 mL+地塞米松 10 mg+2% 利多卡因 10 mL 在超出外渗部位 0.5~1.0 cm 处进行局部软组织注射，每日 1 次，连续 3 天；还可局部外用糖皮质激素以减轻炎症扩散，促进组织修复；也可应用 50% 硫酸镁或 95% 酒精持续湿敷，配合理疗，减轻红肿等局部症状。后期如果局部组织完全坏死又难以自愈，一般须切除坏死组织，再行植皮整形手术。

22. 输液港在体内是否会翻转？

输液港注射座翻转是中心静脉输液装置较为罕见的并发症，发生率为 0.15%~2%。囊袋过大，固定注射座缝合线脱落，患者营养状况不佳导致皮下脂肪减少,皮肤弹性降低,以及患者胸壁剧烈、频繁活动且活动度较大等是导致注射座翻转的主要原因。

无损伤针穿刺前后评估注射座位置是否正常,对具有发生注射座翻转风险的患者密切监测,提高防范意识和强化患者教育可以有效避免及识别注射座翻转。一旦发生翻转,主要处理方式为切开后再次固定。

23. 感觉输液港摸起来好像和刚开始的时候不一样了,应该怎么办?

如果发现输液港位置或触感有变化,建议到当地具有输液港维护资质的医疗单位排除是否为输液港翻转。输液港植入后早期由于港体周围纤维包膜尚未形成,使得港体容易移动或发生翻转。

24. 白天在医院输液,回家后发现输液港穿刺点渗血,是什么原因?

输液港穿刺点出现渗血的原因可能是进行无损伤针穿刺时误伤毛细血管,肿瘤患者化疗导致骨髓抑制发生、血小板低等。胸壁表面皮肤分布着毛细血管网,毛细血管网内血流丰富,进行无损伤针穿刺会导致毛细血管的完整性被破坏,发生出血、渗血现象。骨髓抑制期血小板低的患者处于极度危险的状态,当进行输液港穿刺时,患者穿刺点出血的风险增加,同时血小板低、凝血时间延长,这也增加了穿刺后穿刺点渗血不止的风险。

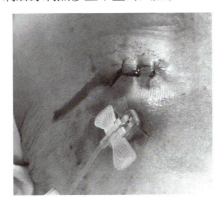

输液港渗血

25 化疗输注结束准备回家，护士叮嘱居家也要继续多喝水、多活动，为什么？

多喝水、多活动可以预防输液港相关血栓形成，喝水与活动都能够有效加快血液循环的速度，避免血液沉积形成血栓。

26 门诊输液时发现输液速度减慢，自己调整体位后就正常了，回家后发现输液港无损伤针有回血，是怎么回事？

这可能发生了导管夹闭综合征，须尽快至医院行胸部正位片检查。导管夹闭综合征是指导管经第一肋骨和锁骨之间的狭窄间隙进入锁骨下静脉时，由于此空间较小，导管易受第一肋骨和锁骨挤压，而产生狭窄或持续夹闭，严重时可发生破损或断裂。导管根据受压程度的不同，会有不同的临床表现。胸部X线检查以及CT在诊断导管夹闭综合征时可起到非常关键的作用。

27 维护输液港抽回血时回血断断续续，但推注生理盐水时导管通畅。回家后发现输液港切口处鼓起，从平卧坐起后鼓起的地方又平坦了，是怎么回事？

这可能发生了导管夹闭综合征，须尽快至医院行胸部正位片检查。居家期间应定期到医院检查输液港的位置和导管的情况，确保其正常工作。避免剧烈运动和重物压迫到输液港和导管。按照医生指导正确使用输液港和导管，避免不当操作导致导管弯曲或受压迫。如发现输液不畅或疼痛等症状，应及时联系医生进行检查和处理。

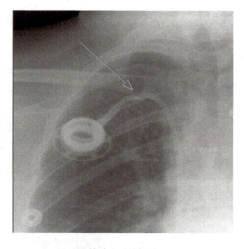

导管夹闭综合征

28. **在社区医院进行输液港维护时，护士向港座内注射液体时皮下有渗出并伴疼痛，胸部 X 线检查提示输液港导管末端在右心房的位置，该怎么办？**

若出现输液港导管与港体脱离伴导管迁移至心脏，须尽快至上级医院处理，需要急诊介入科医生取出港体、抓捕导管。大多数患者发生导管断开、脱管的第一个征象是导管功能障碍（占比约 46.3%），这时患者可能是没有症状的，早期发现与定期胸部 X 线检查很重要。在输液港的类型选择上推荐港体、导管和连接环（导管锁帽）都可以在 X 线下显影的类型，这对早期诊断尤为重要。

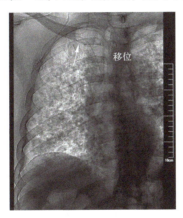

输液港移位

29. **皮肤对医用黏胶过敏，可以使用普通的敷料覆盖输液港穿刺点吗？**

对医用黏胶过敏及皮肤完整性受损的患者推荐使用纱布敷料，必要时可选择使用水胶体敷料等。皮肤对输液港过敏通常是由于患者对输液港材料中的某些成分过敏，如硅胶、不锈钢等。这些成分在植入人体后可能会引起免疫反应，导致皮肤过敏。此外，一些药物、消毒剂、敷料也可能引起过敏反应症状。皮肤过敏的主要症状包括瘙痒、红肿、皮疹和局部皮温升高。严重过敏反应还可能引起呼吸困难、休克等。

敷料的选择：① 无菌透明敷料、无菌纱布敷料均可覆盖穿刺点，须标注敷料的使用或更换日期；② 如患者出汗多、穿刺点渗液/出血，宜用纱布敷料覆盖，待上述问题缓解后，再应用其他类型敷料。

敷料更换时机：无菌透明敷料 5~7 天更换一次，无菌纱布敷料每 2 天更换一次。可用纱布垫于输液港无损伤针的翼下，不要盖住穿刺点，其不作为纱布敷料，每 7 天更换一次。若穿刺部位发生渗液、渗血，应及时更换敷料；若穿刺部位的敷料松动、受污染、完整性受损，也需要立即更换。

30 需要定期去医院做增强 CT 检查，可以从输液港注射造影剂吗？

输液港维护手册上若注明是耐高压输液港，输液港性能完好，同时增强 CT 室有耐高压的无损伤针，则可以建议护士通过输液港进行造影剂的注射。因此，去医院做检查时需要携带维护手册，以便护士进行确认。

31 体内放置了输液港，做核磁共振会对其有影响吗？

目前，输液港的港体材质主要为钛合金或者热树脂塑料，植入此两种材料输液港的患者可以接受核磁共振检查。

32 为什么植入手臂输液港后需要进行抓握运动？

植入手臂输液港后进行抓握运动可预防肢体肿胀、血栓性静脉炎等并发症的发生。植入手臂输液港后可形成占位效应，导管会占据一定血管空间，造成血流缓慢，易导致血栓形成。进行抓握运动可使手臂肌肉收缩挤压上肢血管，形成负压效应，从而促进置管侧肢体血液循环，防止静脉血流滞缓，达到预防穿刺点渗血、肢体肿胀、颈肩酸痛、血栓性静脉炎等相关并发症发生的目的，同时也可增加带管期间的舒适度。

33 植入手臂输液港回家后，感觉置管的胳膊有些酸痛，渐渐延伸至肩膀并伴有肿胀，这是怎么回事？

手臂输液港置管侧胳膊疼、肩膀疼伴肿胀可能是血栓形成、静脉炎等因素所导致，建议及时至医院，明确诊断后进行相应的治疗。

四、了解新型输液工具——动脉港

01 动脉港是什么？

开腹动脉港、暂时留置导管和经皮动脉港是经肝动脉灌注化疗中常用的三种输液工具。其中，经皮动脉港又称肝动脉化疗留置导管药盒系统或植入式经皮动脉化疗药盒，已成为日常使用的动脉灌注化疗治疗工具之一。经皮动脉港植入术属介入微创操作，其技术精细化程度高，置管成功后方便后续给药，也使化疗方案更加丰富和可控。

02 动脉港在下次入院时可以正常使用吗？

每次使用动脉港前应先进行造影，明确药盒位置和功能状态，药盒有无渗漏，导管有无移位、打折或堵塞，肝动脉是否通畅，肝脏是否灌注完全，有无胃肠道动脉异常灌注等。经药盒行肝动脉造影且药盒功能评估良好后，才能进行治疗。

03 如何维护动脉港？

每次治疗结束后，为避免回血滞留盒体或导管造成堵塞，穿刺或封管时禁止回抽血。每次化疗完毕，在使用足量0.9%氯化钠溶液冲洗导管后，采用肝素钠注射液（500~1 000 U/mL×2 mL）正压封管以封闭药盒，化疗间歇期应每4周用0.9%氯化钠溶液+肝素冲封管1次。

04 什么情况下可以拆除动脉港？

（1）根据病情，预计无须再行治疗。

（2）药盒植入部位反复感染、切口愈合不良以及上述严重并发症所致药盒不能正常使用。

（3）患者或家属要求取出。

05 动脉港拆除术大概的步骤有哪些？

（1）术前完善血常规、凝血功能和心电图等检查。

（2）严格无菌操作。患者取平卧位，局部消毒铺巾，用1%利多卡因局部浸润麻醉，切开药盒植入部位皮肤，暴露药盒及部分导管；游离药盒，并缓慢将导管自皮下隧道及股动脉内拔出，同时压迫导管进入股动脉部位；缝合伤口；加压包扎，并持续加压8小时。

（3）嘱患者卧床9~12小时，观察生命体征，观察操作部位是否存在渗血、红肿等情况；予抗感染、补液治疗。

06 动脉港植入期间会发生导管移位吗？如何预防和处理？

导管移位的主要原因有：患者动脉迂曲，腹腔干开口后往足侧走行；留置导管体内段张力过大；患者剧烈运动或进行过度拉伸运动。

预防：固定导管管头时尽可能采用微弹簧圈固定；调整留置导管松弛性；嘱患者术后1个月内避免剧烈运动和特殊体位活动。

处理：如果留置导管侧孔移位至腹腔动脉，经药盒进行肝、脾动脉造影检查确认后，可采用弹簧圈栓塞脾动脉，再分布腹腔动脉血供完全供给肝。

07 动脉港未及时维护会堵管吗？如何预防和处理？

未及时维护动脉港会增加堵管的风险，导管堵塞主要由血栓形成所致。主要原因有：采用稀肝素钠注射液封闭药盒系统时动脉血液返流至导管内；药盒系统长时间未用稀肝素钠注射液维护；患者高凝体质。

预防：稀肝素钠注射液封闭药盒时以脉冲式注入，推注下拔针；定期进行药盒维护（每4周1次）；高凝患者酌情抗凝。

处理：如为新鲜血栓，通过注射稀肝素钠注射液，导管可再通；如为陈旧性血栓，通过药盒系统推注高浓度尿激酶，并保留4~24小时后复查，部分患者的导管可再通。

08. 将动脉港植入肝动脉内对肝动脉会有损害吗？如何预防和处理？

将动脉港植入肝动脉可能会引起肝动脉闭塞，主要由血栓和纤维鞘膜形成所致。常见原因有：肝动脉纤细或受肿瘤侵犯引起狭窄；化疗药物和导管对动脉内壁产生刺激；动脉粥样硬化和自身高凝体质。

预防：对肝动脉特别纤细和明显狭窄者，放弃药盒植入；留置药盒导管时尽量避免侧孔接触动脉壁；稀肝素钠注射液封闭药盒方法得当、及时；对高凝体质者行预防性抗血栓治疗。

处理：对新鲜肝动脉血栓和纤维鞘膜，通过药盒系统注射尿激酶（如50万单位），2~4小时持续灌注后复查，部分患者的导管可再通；不能再通者，可经膈下动脉、胰背动脉等代偿动脉重新留置导管。

09. 动脉港植入后穿刺处会出现血肿吗？如何预防和处理？

出现局部血肿的主要原因有：股动脉穿刺处渗血；切开皮肤时出血；反复穿刺药盒；凝血功能较差；既往应用抗血管生成分子靶向药。

预防：扩张穿刺道时避免用导管鞘，并尽量避免多次交换导管；切开皮肤时发现较大的动脉分支出血予缝线结扎；避免反复穿刺药盒，拔针后药盒穿刺处皮肤压迫5~10分钟；药盒植入术前，大分子抗血管内皮细胞生长因子（VEGF）靶向药须停药4周以上，小分子靶向药须停药3天以上。

处理：活动性出血时加压包扎8~12小时；对药盒周围大量皮下积血须进行穿刺抽吸，必要时切开皮肤清除淤血。

10. 为什么动脉港植入后切口愈合不佳？

切口愈合不佳的主要原因有：导管反折部分正对切口，切口不整齐，缝皮时皮缘对合不佳；皮下淤血，合并感染；埋置药盒后过早开始治疗；患者本身存在影响切口愈合的因素，如糖尿病、低蛋白血症、营养不良等。

11. 植入动脉港后为什么会出现感染？如何预防和处理？

出现感染的主要原因有：药盒周围皮下积血；操作过程未严格无菌操作；糖尿病、机体免疫力低下等自身体质因素。

预防：严格无菌操作；术前及术后 24 小时内预防性应用抗生素；切口愈合前保持切口处清洁；严重皮下淤血时及时清创；纠正糖尿病等全身状态。

处理：全身应用抗生素；对形成脓腔者，切开清创并引流。

12. 为什么会出现动脉港港体翻转的现象？如何预防和处理？

动脉港港体翻转的主要原因有：皮下囊袋过大；导管和药盒连接后在非受力状态下药盒非正面朝上；术后 1 个月内剧烈运动。

预防：制作皮下囊袋，大小应适中；药盒和导管相连后保证药盒正面朝上；术后 1 个月内避免剧烈运动。

处理：可先尝试手法复位，不成功者切开复位。

13. 动脉港植入后应注意哪些问题？

（1）动脉港植入后先卧床休息 6~12 小时，观察药盒植入部位是否存在渗血、红肿等情况。

（2）切口一般于术后 7~10 天拆线，若患者自身存在影响切口愈合的因素如营养不良、糖尿病等，应适当延长拆线时间或间断拆线。

（3）避免剧烈运动，保持药盒植入部位皮肤清洁干燥。

（4）经药盒动脉灌注化疗治疗过程中，定期观察药盒处有无红肿、疼痛等药物渗出表现，在保证穿刺针固定良好的情况下适当进行体位活动，避免长期卧床引起下肢静脉血栓事件。

附录 江苏省"互联网+护理服务"试点服务项目名录

江苏省"互联网+护理服务"试点服务项目名录（43 项）

序号	项目名称	项目内涵	人员条件	备注
		线上服务项目（正面清单）		
1	慢病个案管理和健康促进 / 脑卒中康复管理	1. 根据评估情况进行日常生活能力、吞咽方式、用药指导，语言康复训练，给予留置胃管、尿管等管道维护；2. 基础疾病如高血压、高血脂、糖尿病等疾病管理；3. 健康教育：再发卒中早期症状的识别与应急处理。	5年以上临床护理工作经验和护师及以上技术职称	可结合线下服务
2	慢性心衰自我管理	1. 根据评估情况给予活动量及活动方式、饮食及用药指导；2. 指导患者加强自我管理，了解体重、出入量、腹围、血压的变化；3. 健康教育：加重心衰诱因、加重心衰症状、心衰症状加重的先兆和就医指导；4. 基础疾病的管理：如冠心病等。	专科护士	
3	糖尿病管理	1. 根据评估情况和血糖分级目标分析患者相关饮食、运动、用药、情绪等影响因素，给予针对性指导处理；2. 健康教育：胰岛素注射笔的护理，指导口服降糖药的使用，胰岛素及动态血糖监测的护理，高渗性昏迷、糖尿病酮症酸中毒、低血糖的使用，糖尿病大血管、微血管等慢性并发症的早期识别及应急处理。	专科护士	

续表

序号		项目名称	项目内涵	人员条件	备注
4	慢病个案管理和健康促进	慢性阻塞性肺疾病管理	1. 评估患者体温、脉率、呼吸频率、血压、SpO_2、咳嗽情况、排痰能力、痰液性质、呼吸困难程度等； 2. 指导合适的排痰技术，进行用氧安全和制氧机清洁维护的指导，指导用药、营养、日常活动及呼吸功能锻炼； 3. 健康教育：指导加重疾病诱因的控制及出现呼吸衰竭等并发症时的应急处置与就医； 4. 指导患者自我管理并记录自我管理日记。	5年以上临床护理工作经验和护师及以上技术职称	可结合线下服务
5		高血压管理	1. 根据评估情况对患者进行生活方式、活动、饮食及用药指导，如冠心病、高血脂、糖尿病等； 2. 基础病管理； 3. 指导识别高血压相关的急性疾病先兆与及时就医； 4. 指导患者自我管理并记录自我管理日记。	5年以上临床护理工作经验和护师及以上技术职称	
6		压力性损伤预防	对存在压力性损伤发生风险的患者采取预防措施，包括指导翻身、支撑面减压、皮肤保护等，为患者及照顾者提供压力性损伤护理的健康指导。	5年以上临床护理工作经验和护师及以上技术职称，经过上岗前专业培训	可结合线下服务
			线下服务项目（正面清单）		
7	常见临床护理	生命体征测量	为患者测量体温、脉搏、呼吸、血压、血氧饱和度。	5年以上临床护理工作经验和护师及以上技术职称	
8		留置/更换导尿管	遵医嘱留置导尿管、更换导尿管及引流袋，指导患者及照顾者会阴护理，保持尿道口清洁。	5年以上临床护理工作经验和护师及以上技术职称	
9		物理降温	根据患者病情采取物理降温措施，包括冰袋、冰帽、温贴、酒精擦浴、温水擦浴等。	5年以上临床护理工作经验和护师及以上技术职称	

续表

序号	项目名称	项目内涵	人员条件	备注
10	标本采集	遵医嘱采集标本进行检验，包括静脉采血，采集分泌物、呕吐物、排泄物、体液等。	5年以上临床护理工作经验和护师及以上技术职称	
11	雾化吸入	遵医嘱通过雾化装置将药液形成雾状由呼吸道吸入。	5年以上临床护理工作经验和护师及以上技术职称	需雾化装置
12	皮下注射	遵医嘱将药物准确注入皮下组织，常用注射部位为上臂、腹部及股外侧。	5年以上临床护理工作经验和护师及以上技术职称	仅限胰岛素、日达仙
13	肌肉注射	遵医嘱将药物准确注入肌肉组织	5年以上临床护理工作经验和护师及以上技术职称	仅限黄体酮、密盖息
14	氧气吸入	遵医嘱通过鼻氧管、鼻塞、面罩等方法给予患者吸入氧气，做好健康教育及心理护理。	5年以上临床护理工作经验和护师及以上技术职称	需氧气装置
15	灌肠	遵医嘱灌肠液经肛门灌入肠道，用于软化粪块，解除便秘，为患者及照顾者提供排便指导。	5年以上临床护理工作经验和护师及以上技术职称	
16	鼻饲	遵医嘱留置鼻胃管或更换鼻胃管，经鼻胃肠管给予肠内营养，注入药物和水，为患者及照顾者提供鼻饲指导。	5年以上临床护理工作经验和护师及以上技术职称	
17	血糖监测	测量指末梢血糖，给予血糖管理相关的健康教育。	5年以上临床护理工作经验和护师及以上技术职称	
18	专科（专项）护理 无创呼吸机管理	1. 指导正确、舒适地佩戴呼吸机面罩，预防面部压疮； 2. 湿化装置的消毒、清洁； 3. 指导使用要点； 4. 预防无创呼吸机各种并发症。	5年以上临床护理工作经验和护师及以上技术职称	需要呼吸机装置
19	气管切开护理	1. 评估患者切口和管道； 2. 观察切口处周围皮肤； 3. 更换切口处敷料； 4. 消毒金属气管套管并指导； 5. 指导并发症预防； 6. 健康教育。	5年以上临床护理工作经验和护师及以上技术职称	包括吸痰及物理排痰（需吸引装置）

续表

序号	项目名称		项目内涵	人员条件	备注
20		造瘘管护理	1. 管道的评估； 2. 造瘘管的冲管； 3. 造瘘口周围皮肤的护理及管道的固定； 4. 固定贴膜的更换； 5. 胃/空肠造瘘管内给予肠内营养； 6. 健康教育。	5年以上临床护理工作经验和护师及以上技术职称	
21		引流管护理	1. 管道固定； 2. 管道及引流液的评估； 3. 引流管周围皮肤的护理与更换敷料； 4. 更换引流袋/引流球/引流瓶等； 5. 健康教育。	5年以上临床护理工作经验和护师及以上技术职称	
22	专科（专项）护理	伤口护理	各种急、慢性伤口及失禁性皮炎的评估，伤口处理及健康教育。	5年以上临床护理工作经验和护师及以上技术职称	
23		徒手淋巴引流	运用专科手法进行徒手淋巴引流，促进淋巴回流，并对患者及照顾者进行健康教育。	5年以上临床护理工作经验和护师及以上技术职称	包括拆线
24		普通造口护理	对回肠或结肠造口、泌尿造口患者进行局部和全身情况评估，造口ARC更换，必要时行结肠造口灌洗，选择造口产品，及照顾者提供相关知识和技能指导。	5年以上临床护理工作经验和护师及以上技术职称	
25		疑难造口护理	对疑难回肠或结肠造口、泌尿造口患者进行局部和全身情况评估，根据造口并发症选择适合的敷料、药物和造口用品，必要时进行可控输尿路造口插管排尿、更换输尿管支架，进行囊袋膀胱冲洗引流等，为患者及照顾者提供相关知识和技能指导。	专科护士	
26		PICC/植入式输液港（PORT）维护	经外周静脉置入中心静脉导管（PICC）/植入式静脉输液港（PORT）留置期间的导管维护，对患者及照顾者进行日常管理维护指导。	5年以上临床护理工作经验和护师及以上技术职称	
27		非侵入性止痛药使用	对非侵入性止痛药的口服、外贴、肛塞进行指导。	5年以上临床护理工作经验和护师及以上技术职称	

续表

序号		项目名称	项目内涵	人员条件	备注
28	专科（专项）护理	居家腹膜透析护理	1. 居家操作间布置、评估、随访； 2. 腹膜透析换液、加药； 3. 更换腹膜透析导管特殊情况处理； 4. 腹膜透析出口护理，包括常规出口护理、出口和/或隧道感染护理； 5. 腹膜透析标本留取、采样，包括常规检查检验、特殊情况下标本的留取； 6. 导管相关问题的处理，如腹膜炎或或出口感染等； 7. 腹膜透析相关并发症的处理，如引流障碍处理等； 8. 腹膜透析机的使用及故障处理相关健康教育等。	专科护士	
29		居家产后护理	1. 产后：产妇生命体征监测、子宫复旧、恶露情况评估、哺乳剖宫产养、科学坐月子； 2. 子宫、膀胱疏通、盆底肌功能训练等康复指导； 3. 乳腺疏通、催乳、手法按摩等指导； 4. 重度乳胀、乳头回缩、乳头错觉、含接困难、唇腭裂等专案管理指导。	5年以上临床护理工作经验和护师及以上技术职称，具有产科病房工作经验	
30		居家婴儿护理	1. 母婴家庭护理技能：婴儿沐浴、皮肤、脐部、臀部护理指导、婴儿抚触、智护操指导； 2. 早产儿居家母乳喂养指导； 3. 黄疸监测。	5年以上临床护理工作经验和护师及以上技术职称，具有产科病房工作经验	
31	中医护理	穴位敷贴技术	遵医嘱将药物制成一定剂型，敷贴到人体穴位，通过穴位刺激、药物舒筋活络、祛瘀生新、消肿止痛、清热解毒、排毒排脓等穴位敷贴作用的一种外治法。操作后对患者及家属做好穴位敷贴相关护理及健康教育指导。	5年以上临床护理工作经验和护师及以上技术职称	

续表

序号	项目名称	项目内涵	人员条件	备注
32	耳穴贴压技术	遵医嘱将王不留行籽、莱菔籽等丸状物贴于耳部上穴位，用手指按压、刺激耳部上的穴位或反应点，通过经络传导，达到防治疾病的一种操作方法。操作后对患者及家属做好耳穴贴压相关护理及健康教育指导。	5年以上临床护理工作经验和护师及以上技术职称	
33	中药热熨敷技术	遵医嘱将加热好的中药布包、在人体局部或一定穴位上适时来回移动或回旋运转，利用热力和药物的作用，达到温通经络、活血行气、散热止痛、祛瘀消肿等目的的一种中外治法。操作后对患者及家属做好中药热敷敷相关护理及健康教育指导。	5年以上临床护理工作经验和护师及以上技术职称	
中医护理 34	经穴推拿技术	遵医嘱运用手法作用于人体腧穴，如点法、按法、推法、叩击法等，通过局部或穴位刺激，可疏通经络，调动机体抗病能力，从而达到防病治病、保健强身目的的一种外治技术。操作后对患者及家属做好经穴推拿相关护理及健康教育指导。	5年以上临床护理工作经验和护师及以上技术职称	
35	刮痧技术	在中医经络腧穴理论指导下，遵医嘱应用边缘钝滑的器具，蘸上刮痧油、水或润滑剂等介质，在体表一定部位皮肤反复刮动，使局部出现痧斑或痧痕，从而达到疏通膜理、调畅气血，逐邪外出目的的一种技术。操作后对患者及家属做好刮痧相关护理及健康教育指导。	5年以上临床护理工作经验和护师及以上技术职称	
线上、线下同步开展服务项目				
康复护理 36	关节功能恢复指导	给予肩关节、肘关节、腕关节、髋关节、膝关节、踝关节的功能恢复指导。	5年以上临床护理工作经验和护师及以上技术职称	
37	呼吸功能锻炼指导	指导患者进行缩唇呼吸、腹式呼吸，呼吸操和有效咳嗽。	5年以上临床护理工作经验和护师及以上技术职称	
38	肌肉功能训练指导	运用多种方式（含手法与仪器），强化核心肌群训练，提高肌肉的运动能力。	5年以上临床护理工作经验和护师及以上技术职称	

续表

序号	项目名称	项目内涵	人员条件	备注
39	体位转移技术	1. 指导居家患者及照顾者发挥卧床患者现有的能力进行床上移动，提高患者自身或在他人的辅助下完成体位变换最基本的锻炼方法； 2. 指导轴线翻身； 3. 指导脊柱术后患者正确上下床。	5年以上临床护理工作经验和护师及以上技术职称	
40	康复辅助器具使用指导	指导患者轮椅、拐杖，助行器等辅助器具的使用；指导骨科支具的佩戴及专科康复辅助器具的使用等。	5年以上临床护理工作经验和护师及以上技术职称	
41	清洁间歇性导尿	在清洁条件下将尿管经尿道插入膀胱，排空尿液。	5年以上临床护理工作经验和护师及以上技术职称	
42	自理能力训练指导	给予患者生活自理能力训练，包括：个人卫生、进食、排便、穿衣等。	5年以上临床护理工作经验和护师及以上技术职称	
43	居家安宁疗护	1. 评估：居家安宁疗护环境、安宁疗护需求、心理、安宁疗护症状及照护方案制定； 2. 患者转介安排与指导； 3. 提供遗体护理及丧葬准备与指导； 4. 提供家属心理咨询和哀伤辅导； 5. 给予照顾家属心理咨询和培训。	专科护士	
负面清单				
1	输液治疗相关操作：静脉输液（血）、静脉注射、医疗毒性药品、放射性药品等特殊管理药品的操作项目。			
2	涉及含有精神药品、医疗毒性药品、放射性药品等特殊管理药品的操作项目。			
3	吸痰护理：非人工气道吸痰。			
4	动脉采血。			

参考文献

[1] 中华护理学会，北京医院，中国医学科学院北京协和医院，等. 静脉治疗护理技术操作标准：WS/T 433—2023[S]. 北京：中华人民共和国国家卫生健康委员会，2023.

[2] 顾婕，钱火红，任凭，等. 2021年美国输液护理学会《输液治疗实践标准》中血管通路装置的置入与维护解读[J]. 护理研究，2023，37（3）：377-381.

[3] 陈利芬，卫建宁，屈盈莹，等. 经外周静脉穿刺中心静脉置管操作技术专家共识[J]. 现代临床护理，2023，22（2）：1-9.

[4] 王岩. 基于服务对象视域下"互联网+护理服务"质量评价及策略优化研究[D]. 济南：山东大学，2023.

[5] QIU X X, JIN G X, ZHANG X B, et al. Expert consensus on the clinical application of totally implantable venous access devices in the upper arm (2022 Edition)[J]. J Interv Med, 2023, 6 (2): 53-58.

[6] 马力，刘运江，刘荫华. 中国乳腺癌中心静脉血管通路临床实践指南（2022版）[J]. 中国实用外科杂志，2022，42（2）：151-158.

[7] 亚洲急危重症协会中国腹腔重症协作组. 重症患者中心静脉导管管理中国专家共识（2022版）[J]. 中华消化外科杂志，2022，21（3）：313-322.

[8] 刘秋霞，孙鸿燕，余思萍，等. "互联网+护理服务"的实施现状[J]. 护士进修杂志，2022，37（11）：1005-1009.

[9] XU Y, FEI X Y, XUE Y H, et al. Chinese expert consensus on the nursing management of the totally implantable venous access device[J]. J Cancer Res Ther, 2022, 18 (5): 1231-1240.

[10] CHEN X, LIANG M. A meta-analysis of incidence of catheter-related

bloodstream infection with midline catheters and peripherally inserted central catheters[J]. J Healthc Eng, 2022, 2022: 1-8.

[11] 刘溢思, 高学莉, 陈海荣, 等. 国际居家护理模式现况与研究进展[J]. 中华现代护理杂志, 2021, 27（9）: 1121-1127.

[12] GORSKI L A, HADAWAY L, HAGLE M E, et al. Infusion Therapy Standards of Practice, 8th Edition[J]. J Infus Nurs, 2021, 44（suppl 1）: S1-S224.

[13] SCHEARS G J, FERKO N, SYED I, et al. Peripherally inserted central catheters inserted with current best practices have low deep vein thrombosis and central line-associated bloodstream infection risk compared with centrally inserted central catheters: A contemporary meta-analysis[J]. J Vasc Access, 2021, 22（1）: 9-25.

[14] CROCOLI A, CESARO S, CELLINI M, et al. In defense of the use of peripherally inserted central catheters in pediatric patients[J]. Vasc Access, 2021, 22（3）: 333-336.

[15] BALSORANO P, VIRGILI G, VILLA G, et al. Peripherally inserted central catheter-related thrombosis rate in modern vascular access era—when insertion technique matters: A systematic review and meta-analysis[J]. J Vasc Access, 2020, 21（1）: 45-54.

[16] 王丽芹, 张俊红. 静脉输液治疗知识问答[M]. 北京: 人民军医出版社, 2013.

[17] 郑夏, 张昊, 喻文立, 等. 静脉输液港植入与管理多学科专家共识（2023版）[J]. 中国普通外科杂志, 2023, 32（6）: 799-814.

[18] 中心静脉通路上海协作组, 上海市抗癌协会实体肿瘤聚焦诊疗专委会血管通路专家委员会. 完全植入式输液港上海专家共识（2019）[J]. 介入放射学杂志, 2019, 28（12）: 1123-1128.

[19] 汪惜凤, 鞠阳, 杨益群. 延长维护间隔时间对非治疗期患者输液港并发症影响的Meta分析[J]. 中华护理杂志, 2022, 57（5）: 536-543.

[20] UIIMAN A J, BERNSTEIN S J, BROWN E, et al. The Michigan appropriateness guide for intravenous catheters in pediatrics: miniMAGIC[J]. Pediat-

rics. 2020, 145 (suppl 3): S269-S284.

[21] 潘天帆, 高峰, 任冬青, 等. 完全植入式输液港植入术后导管头端异位介入复位6例[J]. 介入放射学杂志, 2023, 32 (3): 251-254.

[22] 徐寅, 薛幼华, 费晓燕. 植入式静脉给药装置护理管理专家共识[J]. 介入放射学杂志, 2023, 32 (4): 305-312.

[23] 上海市医学会肿瘤内科专科分会, 长三角肿瘤专科联盟. 上臂完全植入式静脉给药装置临床应用专家共识（2022版）[J]. 介入放射学杂志, 2023, 32 (1): 2-8.

[24] 朱雅文, 冯月珍, 肖爱华, 等. 不同无损伤针摆放方法对胸壁完全植入式输液港患者维护效果的研究[J]. 中华护理杂志, 2020, 55 (10): 1554-1559.

[25] 王凯蓉, 周英凤, 张晓菊, 等. 两种中心静脉输液技术的成本效果分析[J]. 中华护理杂志, 2021, 56 (4): 574-581.

[26] 中华医学会影像技术分会医学影像护理专委会. 影像增强检查静脉输注工具规范应用专家共识[J]. 中国医疗设备, 2021, 36 (3): 1-5.

[27] 王晓东, 杨仁杰, 邹英华, 等. 改良式经皮肝动脉化疗药盒植入技术中国专家共识（2022版）[J]. 介入放射学杂志, 2022, 31 (7): 633-641.

[28] 国家肿瘤微创治疗产业技术创新战略联盟护理专业委员会, 中国抗癌协会肿瘤介入学专业委员会. 肝动脉灌注化疗持续动脉给药及管路护理专家共识[J]. 介入放射学杂志, 2023, 32 (6): 519-526.